PLASTIC

肉毒毒素注射美容
理论与实践手册
Handbook of Botulinum Toxins
for Aesthetic Indications
Theory and Practice

主 编

（美）肯尼斯·R. 比尔（Kenneth R. Beer），MD, FAAD

Director, Kenneth R. Beer MD PA: General, Surgical and Aesthetic

Dermatology

West Palm Beach, Florida

Department of Dermatology

University of Pennsylvania

Philadelphia, Pennsylvania

USA

主 审

齐显龙　张陈文

主 译

加晓东　李建钢　陶　卫

副主译

柳　军　栾　琪　黄　巍

北方联合出版传媒（集团）股份有限公司

辽宁科学技术出版社

沈阳

© 2021 辽宁科学技术出版社

著作权合同登记号：第 06-2018-371 号。

版权所有·翻印必究

图书在版编目（CIP）数据

肉毒毒素注射美容：理论与实践手册 /（美）肯尼斯·R. 比尔（Kenneth R. Beer）主编；加晓东，李建钢，陶卫主译 . — 沈阳 : 辽宁科学技术出版社，2021.7

ISBN 978-7-5591-2043-4

Ⅰ . ①肉… Ⅱ . ①肯… ②加… ③李… ④陶… Ⅲ . 肉毒杆菌 — 注射 — 美容术 — 手册 Ⅳ . ① R378.8-62 ② R622-62

中国版本图书馆 CIP 数据核字（2021）第 083088 号

出版发行：辽宁科学技术出版社
（地址：沈阳市和平区十一纬路 25 号　邮编：110003）
印　刷　者：辽宁新华印务有限公司
经　销　者：各地新华书店
幅面尺寸：210mm×285mm
印　　张：8
字　　数：260 千字
插　　页：4
出版时间：2021 年 7 月第 1 版
印刷时间：2021 年 7 月第 1 次印刷
责任编辑：凌　敏
封面设计：张金铭
版式设计：袁　舒
责任校对：黄跃成

书号：ISBN 978-7-5591-2043-4
定价：128.00 元

联系电话：024—23284363
邮购热线：024—23284502
E-mail:lingmin19@163.com
http://www.lnkj.com.cn

原著前言

　　肉毒毒素是目前最常用的长效型神经毒素注射药物，相关的专业书籍已经出版了很多本。既然如此，我们为何还要编写本书呢？因为随着20多年来的深入研究和广泛使用，并陆续发现新的毒型，我们希望通过本书对这些新进展进行介绍，使广大同行有所裨益。

　　本书各章节的作者，都是临床一线的行业精英，为读者提供了这本内容丰富、实用可靠的经验之作。

Kenneth R. Beer

2015年9月

译者序

2019年8月，注定是"丰收"的月份。我刚从北京参加完夏文华教授的"美容皮肤科教材编写会"回来，就接到了加晓东院长的电话。这位老兄的前一本译著《激光美容与皮肤年轻化抗衰老方案》出版没多久，就进入了新版医美教材的参考书目；我还没来得及表示祝贺，他便告知我又有一本医学译著要问世了。

本书（*Handbook of Botulinum Toxins for Aesthetic Indications—Theory and Practice*）由美国宾夕法尼亚州费城宾夕法尼亚大学皮肤科博士肯尼斯·R.比尔（Kenneth R. Beer）主编。经加院长与我们几位译者商议后，按照汉语习惯，我们将书名翻译为《肉毒毒素注射美容——理论与实践手册》，此书名朴实无华，却又简单明了，倒是符合加院长西北汉子的风格。

本书第1章很详细地介绍了7种肉毒毒素的结构和功能。关于这个内容，国内相关著作中很少有单独成篇的详细叙述。第2章介绍了相关的医疗安全与法律责任问题，这是本书的特色和亮点，值得我们临床医生认真阅读，尤其是在目前患者越来越重视自身权利的背景下。第3~6章，从实践的角度，详细介绍了A型肉毒毒素在面部、颈部、胸部等部位的美容治疗。第7章，更能体现作者的皮肤科医生背景，介绍了A型肉毒毒素治疗腋窝多汗症、手掌多汗症、足底多汗症等疾病的临床实践。第8章又是本书的一个特色和亮点，专门介绍了A型肉毒毒素在下面部塑形和紧致中的应用。我们国内医生对下面部有着大量的治疗实践，但很少如本章总结和分析得如此精辟，本章尤其值得推荐。第9章和第10章，分别介绍了A型肉毒毒素与激光光电技术和注射填充术的联合治疗，书中介绍的都是宝贵的临床经验总结。最后的第11章，介绍了3类肉毒毒素外用制剂，目前，这一部分内容在国内尚为空白，欢迎大家先睹为快。

回顾30多年前，加拿大眼科医生琼·卡鲁瑟斯（Jean Carruthers）发现，使用A型肉毒毒素治疗眼睑痉挛后，患者的眉间纹也有明显的改善。她把这个发现告诉了自己的丈夫——皮肤科医生阿拉斯泰尔·卡鲁瑟斯（Alastair Carruthers）。正是这对医生伉俪开启了肉毒毒素注射美容的神奇大门。30多年来，无数的皮肤科、整形外科、康复科、内科同行，将肉毒毒素的应用反复发掘、发扬光大，使之成为当今医疗界的"神器"之一。30多年后，中国的加晓东医生及其团队，以"谦虚、谨慎、认真、负责"的态度，努力做到"信、达、雅"，将这本最新的专著与自身临床经验相结合，完成这本意义非凡的译作。

正所谓"尽信书不如无书"。尽管外国同行们发现和使用肉毒毒素比我们早，但并不代表完美无缺，也不代表本书所有内容都是正确的、适用的。我国幅员辽阔，人口众多，每天肉毒毒素的注射数量和研究文献数量都是很大的。希望亲爱的读者朋友们客观看待国外文献专著，一定要考虑到人种差别和文化不同，切不可照搬使用文献中的剂量、数据和操作方法；多向同行请教、多随访观察，从实践中来、回实践中去，谨慎治疗、用心总结，这才是我们译者向广大读者传达的医者初衷和使命。

"翻译是第二次创作"，"吟安一个字，捻断数茎须"是译者们的真实写照。作为加晓东院长的同行、"同译"好友，我向加院长及相关伙伴们表示致敬和感谢。同时，欢迎广大读者和行业先进者、同道们多批评，多斧正！

我们一直在学习、成长中！

黄巍

编者名单

Stephanie Bayers, MD
Resident Physician (Dermatology)
Department of Dermatology
University of Texas Southwestern
Dallas
Texas, USA

Jacob I. Beer
Department of Dermatology
Hospital of the University of Pennsylvania
Philadelphia
Pennsylvania, USA

Kenneth R. Beer, MD, FAAD
Director, Kenneth Beer MD PA: General,
Surgical and Aesthetic Dermatology
West Palm Beach, Florida
University of Pennsylvania
Department of Dermatology
Philadelphia
Pennsylvania, USA

Brian S. Biesman, MD
Director, Nashville Centre for Laser and
Facial Surgery
Clinical Assistant Professor of Ophthalmology,
Dermatology, Otolaryngology
Vanderbilt University Medical Center
Nashville
Tennessee, USA

Talmage J. Broadbent, MD, PhD
Ophthalmologist
Vanderbilt Eye Institute
Nashville
Tennessee, USA

Carolee M. Cutler Peck, MD, MPH
Ophthalmic Plastic and Reconstructive
Surgeon
SouthEast Eye Specialists
Knoxville
Tennessee, USA

Gregory Dibelius, MD
Resident Physician
Department of Otolaryngology – Head and
Neck Surgery
The New York Eye and Ear Infirmary of
Mount Sinai
New York
New York, USA

Julius Few, MD
Clinical Professor of Surgery
Division of Plastic Surgery, University of
Chicago
Fellowship Director
The Few Institute for Aesthetic Plastic
Surgery, Chicago and New York
Health Science Clinician, Division of Plastic
Surgery
Northwestern University
Chicago
Illinois, USA

Timothy Corcoran Flynn, MD
Clinical Professor of Dermatology
University of North Carolina at Chapel Hill
Chapel Hill, North Carolina
Medical Director
Cary Skin Center
Cary
North Carolina, USA

Dee Anna Glaser, MD

Professor and Vice Chairman

Department of Dermatology

St Louis University School of Medicine

St Louis, Missouri

USA

Jeremy B. Green, MD

Voluntary Assistant Professor

University of Miami

Department of Dermatology

Miami, Florida

Skin Associates of South Florida

Coral Gables

Florida, USA

Michael S. Kaminer, MD

Associate Clinical Professor of Dermatology

Yale Medical School

Assistant Clinical Professor of Dermatology

Brown and Dartmouth Medical Schools

Founding Partner, SkinCare Physicians, Inc.

Chestnut Hill

Massachusetts, USA

Joely Kaufman, MD

Voluntary Associate Professor

University of Miami

Department of Dermatology

Miami, Florida

Skin Associates of South Florida

Coral Gables

Florida, USA

Emily Catherine Keller, MD

SkinCare Physicians, Inc.

Chestnut Hill

Massachusetts, USA

Steven C. C. Liew, MBBS, FRACS

Shape Clinic

Darlinghurst

New South Wales, Australia

Marnie B. Nussbaum, MD, FAAD

Assistant Professor of Dermatology

Department of Dermatology

Weill Cornell Medical Center

New York

New York, USA

Frederick C. Sailes, MD

Plastic and Reconstructive Surgeon

Georgia Institute for Plastic Surgery

Savannah

Georgia, USA

Anthony P. Sclafani, MD, FACS

Director of Facial Plastic Surgery

Department of Otolaryngology – Head and Neck Surgery

Weill Cornell Medical College

New York

New York, USA

译者名单

主　审：齐显龙　张陈文

主　译：加晓东　李建钢　陶　卫

副主译：柳　军　栾　琪　黄　巍

译　者：屈新华　苏州屈新华医疗美容诊所
　　　　杨　励　陕西省人民医院皮肤美容科
　　　　王婷婷　广州中山大学附属六院皮肤美容科
　　　　马小莹　解放军986医院皮肤美容科
　　　　赵江海　兰州梦艺霖医疗美容门诊部
　　　　周　媛　兰州时光美容医院
　　　　李增贵　兰州美联伊美美容外科

主审简介

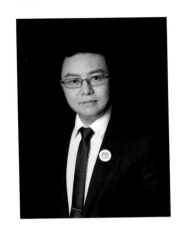

齐显龙

第四军医大学皮肤病学博士

原第四军医大学附属西京医院皮肤科副主任医师

LONG CHARM龙成美业集团技术总监

中华医学会医学美学与美容分会皮肤美容学组委员

中国医师协会美容与整形医师分会激光亚专业委员会委员

中国整形美容协会激光美容分会委员

中西医结合学会医学美容分会激光亚专业委员会委员

中华临床医学会皮肤美容分会副主任委员

中国非公立医疗机构协会整形与美容专业委员会青年委员会副主任委员

中国非公立医疗机构协会皮肤专业委员会美塑疗法学组副组长

▼ **学术成就**

发表中英文文章数十篇

主编《皮肤科医生教你选择化妆品》《敏感皮肤保养和诊疗》

副主译《化学换肤、微晶磨削和医学护肤品》

曾负责国家继续教育项目2项

曾负责国家自然科学基金项目1项

▼ **学术专长**

敏感皮肤治疗、痤疮治疗、激光美容、微整形、抗衰

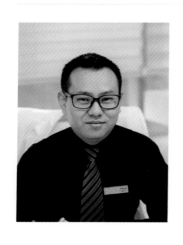

张陈文

整形外科主治医师，美容外科主诊医师，现任国内多家整形美容医院技术院长，从事医疗美容专业工作近19年，先后出版了《玻尿酸注射手册》《埋线提升与抗衰老操作手册》《微整形注射并发症》《线雕实用操作手册》《肉毒素临床使用指南》《微整形注射指导手册：肉毒素与填充剂的注射》等微整形注射专著。国内较早开展微整形注射及线雕的美容外科医师，主攻面颈部年轻化微创手术和各类线雕及注射美容并发症、疑难杂症的处理和治疗，擅长微整形注射抗衰和各类复杂线雕提升修复及光纤溶脂和脂肪雕塑等。

技术交流QQ：53954960；微信：doczz666

主译简介

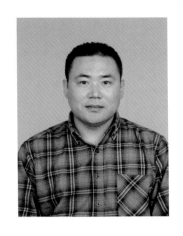

加晓东

北京圣嘉新医疗美容医院院长

兰州唯星颜整形美容医院院长

芳华整形美容门诊部院长

WRG祛斑抗衰联盟创始成员

亚洲医学美容协会激光分会委员

亚洲医学美容协会注射分会委员

中国非公立医疗机构学会皮肤激光美容专业委员会委员

中国非公立医疗机构学会皮肤注射美容专业委员会委员

中国中西医结合学会医学美容专业委员会青年委员

中国中西医结合学会医学美容西北专家委员会副秘书长

西北医学美容联盟发起人

从事皮肤美容临床工作20年有余，多次在全国学术会议上发言，参编（译）《激光美容与皮肤年轻化抗衰老方案》《身体塑形的手术和非手术方法》《微整形注射并发症》《微整形注射指导手册：肉毒素与填充剂的注射》《PRF在美容再生医学中的应用》《眼周整形修复及手术操作》《精雕吸脂技巧与移植填充术》《埋线提升与抗衰老操作手册》等10余部专著。

擅长项目：激光美容、注射微整形美容、面部线雕复位、光纤溶脂塑形、童颜针、PRP、自体脂肪抗衰等。提倡采用多种技术联合进行美容及抗衰老。

技术交流微信：jiaxd19781207

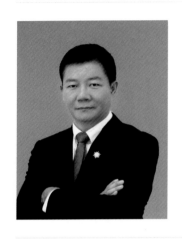

李建钢

整形外科副主任医师，美容外科主诊医师，中华医学会医学美学与美容学会专科会员，中华医师协会医学美容专家库成员中国整形外科微创与面部年轻化专业委员会委员，曾担任新疆华美整形医院微创中心主任、大连瑞丽整形美容医院院长、成都瑞美瑞亚整形美容医院技术院长，现任成都羽妃医疗美容医院院长。擅长：微创注射、埋线技术提升、脂肪移植、五官精细化手术、丰胸、体形雕塑、私密整形。

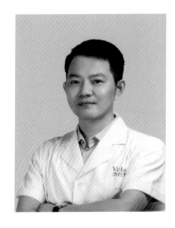

陶 卫

重庆当代整形医院副院长
WRG祛斑抗衰联盟创始成员
中国整形美容协会皮肤激光分会微针专业委员会常务委员
中国中西医结合学会中医美容专家委员会副主任委员
中国整形外科与微创内镜医师协会线雕专业委员会常务委员
中国整形美容协会中医美容分会注射美容专业委员会副主任委员
中国整形美容协会皮肤美容分会动能素专业委员会委员
中国中西医结合学会皮肤激光美容分会委员
英国中胚层抗衰老协会（SoMUK）会员
中国抗衰老促进会医学美容分会委员

副主译简介

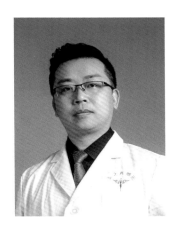

柳 军

成都润美玉之光美容医院技术院长

整形外科主治医师，四川省美容外科主诊医师

中国整形美容协会会员

中华整形大典医学编委

中华医学会激光医学分会会员

中国医师协会美容与整形医师分会会员

中国整形美容协会医美线技术科普专家委员会委员

中国中西医结合学会医学美容专业委员会线雕美容分会委员

中国整形美容协会微创与皮肤整形美容分会微针委员会委员

乔雅登、保妥适、艾莉薇、瑞蓝、伊婉等注射认证医师

意大利悦升线SUTRON指定操作医师

意大利悦升线SUTRON 2020年"匠心悦动"医技大赛银奖

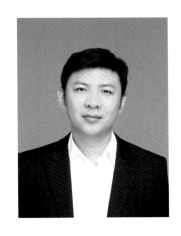

栾 琪

西北大学附属医院/西安市第三医院，副主任医师，皮肤科主任，硕士生导师

2002—2008年硕士、博士毕业于第四军医大学西京皮肤医院，2013—2014年，作为访问学者在澳大利亚纽卡斯尔大学留学，主要研究成果发表于 *Autophagy* 杂志（第一作者，2015年，IF：11.753）、*Journal of Investigive Dermatology*（通讯作者，2016年，IF：7.612）、*Cellular Signalling*（共同第一，2014年，IF：4.315）和 *Cancer Letters* 杂志（第一作者，2011年，IF：5.621）。近5年，共发表SCI论文20篇，累计影响因子69.94，累计被引用112次，受邀参加国际会议演讲3次。此外，发表中文论文39篇，其中作为第一作者13篇，以负责人身份获得国家自然科学基金项目2项、cda基金项目1项、全国重大创新药物项目1项、军队医疗成果一等奖（2008年）、陕西省教学成果特等奖（2012年），先后参与澳大利亚NHMRC科研基金项目2项，获得发明专利2项、实用新型专利4项，参编（译）专著7部，现任 *Cancer letters* 杂志、《中华皮肤科杂志》审稿人。

中国医师协会皮肤科医师分会激光亚专业委员会委员

中国抗衰老促进会中胚层治疗学组组长

中华医学会医学美容分会激光美容学组委员

中国整形美容协会激光美容分会常务委员兼秘书

中国非公立医疗协会皮肤年轻化分会副主任委员

中国整形美容协会微针专业委员会副主任委员

陕西省医学会3D医学分会副主任委员

陕西省医学会激光医学分会委员

美容主诊医师教材《皮肤美容学》编委兼秘书

强脉冲光临床应用指南专家组成员

黄褐斑治疗共识和指南专家组成员

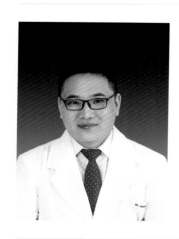

黄 巍

温州欧歌医疗美容门诊部院长

原名黄威，皮肤性病科副主任医师，皮肤美容主诊医师，全国美容医学专业数字化课程编写教材《美容皮肤科学》副主编，曾主持参编多部医学美容著作。

目　录

第1章 各型肉毒毒素的结构和功能

Jacob I. Beer, Stephanie Bayers

引言

目前有7种公认的肉毒毒素类型。其中，只有2种是临床应用相关的肉毒毒素类型（A型和B型），A型肉毒毒素的使用最广泛。肉毒毒素（BTX）功效的差异反映了不同厂家制造工艺的差异，这些差异对患者护理具有重要意义。在美国，目前被批准使用的肉毒毒素有3种A型和1种B型。同时，还有多种肉毒毒素正在审批筹备中，它们在其他国家已经获得批准，可能在未来几年内被美国和欧洲批准上市。

A 型肉毒毒素的分子结构

正如Schantz等首次报道的那样。A型肉毒毒素（BTX-A）包含单链的900kDa蛋白质（图1.1），分解后，蛋白质水解产生1296个氨基酸分子，其包含通过二硫键连接的2条链。这2条链中的一条约为50kDa，而另一条为100kDa。分子的功能链分布在复合物的不同区域。分子的催化部分位于50 000M链中，而易位和受体结合部分位于100 000M链中。晶体结构分析表明，分子的尺寸为$45Å \times 105Å \times 130Å^2$（$1 Å=10^{-10}m$）。

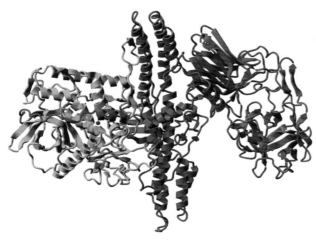

图 1.1 A型肉毒毒素，轻链和重链（With permission from Dressler et al）

1

　　Schantz报道，在900kDa复合物中，150kDa构成活性毒素，而其余的分子则用于稳定和保护活性酶免受降解。这些稳定蛋白质使BTX在肉毒杆菌中毒暴发时成为一种更大的威胁，并在用于医疗目的时使分子稳定。

　　A型肉毒毒素作为包含1296个氨基酸分子的单链蛋白质，翻译后，链被分解为2个通过二硫键保持连接的组分。分子的功能部分是分开的，它们之间没有相互作用。BTX-A的晶体结构分析表明，该结构是线性的，催化部分与结合位点之间没有接触（图1.2）。在蛋白质的三维模型中，这些研究者得出活性位点在蛋白质内并且具有负电荷的结论。

　　一旦肉毒毒素与神经元结合，它就被内化并发生一系列反应，导致分子的催化部分被激活。据研究报道，暴露于胞质溶胶或酸性的内体环境中会使二硫键减少，并且这种变化会导致催化结构域的暴露。该分子的催化部分是锌依赖性结构域，其切割可溶性NSF附着蛋白（SNAP）受体（SNARE）蛋白，其对于神经递质的结合是必需的。没有这些传感器，神经与肌肉之间的通信就会停止。BTX-A的催化部分对构成SNAP-25蛋白的C末端的16个氨基酸分子是特异性的。轻链的N-末端是金属蛋白酶，而重链含有易位和受体结合结构域。BTX-A的所谓易位带位于催化位点上，并覆盖轻链的活性位点。这些子结构具有影响活动站点访问方式的电荷。

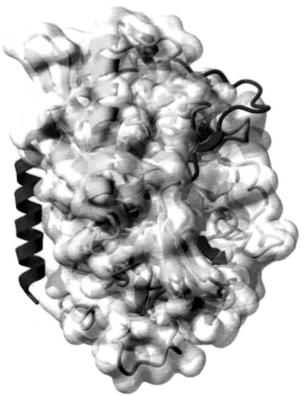

图1.2　与SNAP-25蛋白的sn2区段复合的肉毒毒素轻链。红色表示sn2区段，而青色表示轻链（With permission from Dressler et al）

肉毒毒素的产生

BTX-A的生产依赖于梭状细菌霍尔菌株。根据Schantz提供的药物历史背景，选择该菌株是因为它始终产生高产量的肉毒毒素，并且其生产不需要肉作为细菌的底物。直到最近，人们才使用小白鼠来验证肉毒毒素的纯度。最初，在推广化妆品适应证之前，在威斯康星大学制备的单批BTX-A是用于所有医学适应证的供应品。该批次产品由200mg肉毒毒素组成，一旦重构，分子的稳定性差，并且为了增强蛋白质的稳定性，将白蛋白加入药物中。最近对该产品的高需求使得必须增加其产量，故同时出现不同公司使用略微不同的技术制造出的不同类型的BTX-A。

尽管它们是同一种肉毒毒素，但市面上可买到的A型肉毒毒素却是采用不同的生产技术生产的。可采用冻干技术生产A型肉毒毒素［西玛（Xeomin）］；也可采用喷雾干燥技术生产A型肉毒毒素［保妥适（Botox）］；还可采用专利技术生产A型肉毒毒素，这项专利技术包括柱层析法，可以产生结构高度一致的BTX-A分子。

肉毒毒素的功能

各种类型的肉毒毒素通过抑制乙酰胆碱穿过神经肌肉接头而发挥作用。对于所有类型的A型肉毒毒素来说，都会有几个步骤发生。这些步骤包括将分子与神经内吞作用的受体结合到细胞中，易化扩散到胞质溶胶中，然后切割SNAP-25蛋白。7种不同类型的BTX中的每一种都与SNARE蛋白结合，正是这种结合阻止了乙酰胆碱囊泡与神经肌肉接头的结合。对于BTX-A，所涉及的SNARE蛋白称为SNAP-25蛋白。没有这种沟通，肌肉收缩的能力就会阻断。然而，"去神经支配"不是永久性的，在未来的几周或几个月的时间内，神经元将开始与肌肉重新连接。

A型肉毒毒素之间的结构差异

在美国，已经批准了3种不同类型的A型肉毒毒素。尽管3种A型肉毒毒素都具有相同的作用机制，但它们的生产工艺以及与活性分子连接的结合蛋白各自不同。

在结合蛋白毒素A（肉毒毒素）和肉豆蔻毒素A［丽舒妥（Dysport）］的情况下，结合蛋白用于稳定分子，而钙调蛋白毒素A［西玛（Xeomin）］是天然毒素，不附着结合蛋白。

A型肉毒毒素

A型肉毒毒素由肉毒杆菌A型霍尔菌株产生，该菌株生长在含N-Z胺和酵母的提取物中。它在美国和一些拉丁美洲国家以Botox（Allergan，Irvine，CA，USA）商品名销售，在意大利以Vistabex的商品名销售，在英国和其他欧洲国家以Vistabel的商品名销售。该药物最初于1989年批准临床使用，随后2002年在美国、2004年在意大利、2006年在英国获批了中度至重度眉间纹的适应证。

肉毒毒素常见规格为100U/瓶或50U/瓶，采用无菌、真空干燥的肉毒毒素复合物，不含防腐剂，100U/瓶含有0.5mg人白蛋白和0.9mg氯化钠。基于ELISA的4种不同批次的肉毒毒素研究发现，每100U小瓶中有0.73ng肉毒毒素，这与报道的5ng/小瓶明显不同。

成果

肉毒杆菌中A型肉毒毒素的纯化是通过几种酸制剂反复沉淀和再溶解来实现的，从而形成了肉毒毒素与其他蛋白质结合的结晶复合体。Schantz博士是第一个用这种方法纯化A型肉毒毒素的人。最终的A型肉毒毒素复合体的pH约为7。

分子量

肉毒毒素是分子量大小约为900kDa的复合物。据文献报道，大体积的复合物限制肉毒毒素在靶肌内的扩散。在一项研究中，在24h期间内，放射性标记的900kDa的肉毒毒素与单独用的150kDa的肉毒毒素相比，肉毒毒素更大量地留存于目标肌肉中。然而，放射性标记显示，900kDa和150kDa两种剂型由注射部位扩散的速度相似。

储存和稀释

真空干燥的肉毒毒素以粉末形式保存，需要溶解在注射用溶液中。在稀释之前，冷藏储存。稀释后，肉毒毒素应储存在2～8℃的冰箱中，不得二次冷藏。据研究报道，未稀释冷藏储存的保质期为3年。药物说明书建议稀释后的肉毒毒素应在24h内使用。然而，据2项研究的证据表明，当妥善储存时，肉毒毒素效力可维持长达6周。大多数从业者经常将稀释后的肉毒毒素存储超过24h，通常为7天。即使储存6周，也没有发生微生物污染。注射完成后，药瓶中残留的任何未使用的溶液都应常规丢弃。

说明书常规建议，用2.5mL（100U/瓶）或1.25mL（50U/瓶）0.9%不含防腐剂的生理盐水进行稀释，使最终浓度达到4.0U/0.1mL。实际上，2.5～3.0mL的稀释剂最常用于100U/瓶，1～1.25mL的稀释剂最常用于50U/瓶。这是根据医生的偏好和注射单位的数量决定的。专家建议为每100U小瓶用1～4mL稀释，每50U小瓶用0.5～2mL稀释。虽然稀释浓度不同，但相同药物单位对于最大皱眉动作和休息时的反应率、复发率和改善率无差异，只是较低的稀释量可能导致更长的作用持续时间，较高的稀释量可能导致更广泛的扩散，从而在注射区域产生更大的副作用，如眼睑下垂。较高稀释度的扩散增加可能有利于治疗较大区域，如前额。同样的逻辑，面部较小、敏感度更高的区域（如眶周或口周区域）也适合使用低稀释量。但是，扩散是基于肌肉收缩等因素，并且是不可预测的。高浓度的稀释液也可能导致患者更不舒服，因为需要注射更大的量才能达到相同的总肉毒毒素剂量。总的来说，肉毒毒素由注射部位迁移的量较低，因此具有可预测的结果和精确的效果定位的优势。另外，稀释液不应含有任何颗粒物，应清澈、无色。

对于稀释剂，制造商推荐使用不含防腐剂的生理盐水。但是也有用含防腐剂苯甲醇的生理盐水的，其临床实际应用更为普遍，可减轻注射时引起的约50%的疼痛，而且也不会影响效力，因此成为患者和从业者的优选稀释剂。这种疼痛的减轻归因于苯甲醇的麻醉作用。与之不同的是，用氯化钠稀释可能导致A型肉毒毒素制剂中变性、失活的神经毒素量增加，使其不仅在注射时不产生任何治疗效果，而且还会使其成为中和抗体的抗原。

肉毒毒素之间的功效差异

肉毒毒素制造和结构的差异如何转化为临床医生和患者观察到的差异。已知3种氨基酸分子在活性单位上有明显的差异，但不太清楚的是，表面上同样有效的蛋白质之间有什么区别。例如，根据非A型肉毒毒素制造商的说法，A型肉毒毒素和非A型肉毒毒素具有相似的效力，但是对于眉间纹的治疗，非A型肉毒毒素只需20U的剂量就足够了，而A型肉毒毒素需要50~60U才能达到同样的效果。（译者注：50~60U如此大剂量的对比药物可能是丽舒妥）

每种产品不同小瓶内的含量测量差异也会产生临床变异性。据Merz LD50模型进行的一项肉毒毒素功效比较研究报道称，非A型肉毒毒素不同批次的含量范围为99.0~114.6U，而A型肉毒毒素不同批次的含量范围为96.6~111U。但是每批产品名义上都标记为100U。

在比较不同肉毒毒素的功效时有些困难是由于肉毒毒素的功效、生化测定法和致死率测定法的不同造成的，即每种方法产生的结果不同。

例如，使用LD50测定法比较了A型肉毒毒素与非A型肉毒毒素之间的效力，结果表明，它们具有"相同的效力"。然而，这使用了基于欧洲药典模型的专有小鼠测定法。虽然这是一个被接受和使用的模型，但它与用于测量其单位的A型肉毒毒素的制造商所使用的LD50模型不同。

有学者比较了不同厂家品牌的A型肉毒毒素临床试验，发现它们的临床效果不同。研究之间的差异可能不反映测量上的偏差或差异，而是反映了不同试验中使用的受试者之间的差异。但是得到的比较受体和分裂酶活性的表型差异的数据很少。

一项比较A型肉毒毒素与非A型肉毒毒素治疗咬肌肥大和眼周皱纹的临床试验发现，A型肉毒毒素在研究人群中是"非劣效"的。这项特殊研究的一个缺点是，它是在一个种族相同群体中进行的。

实际上，注射类似剂量的药物不会产生相同的反应。每种产品的稀释是不同的，这导致注射溶液及其在周围组织之间的扩散速率和扩散程度存在差异。在临床实践中，每种产品的稀释在不同的从业者之间是不同的，人们对于每种产品的最佳注射量还没有达成共识。假设使用不依赖于小鼠死亡的更精确的分析方法来测定等量的生理盐水稀释和类似的生物活性，那么这些分子的行为就不同了。

据研究报道，一种基于细胞的检测方法比基于小鼠的生物检测方法更准确和可重复。现用的肉毒毒素致小白鼠LD50的标准存在明显的局限性和缺乏精确性。所有肉毒毒素的制造商都使用基于老鼠LD50的实验结果，这是向美国食品药品监督管理局（FDA）报告时使用的方法。新的基于细胞的分析有可能允许直接比较肉毒毒素和单位剂量的标准化。然而，尚不清楚这种标准化剂量可否使肉毒毒素能够互换，即使在相同的表观剂量下，因为药物的作用持续时间目前尚未测定。

这种以细胞为基础的检测方法依赖于来自神经元的细胞。这些细胞接受BTX-A并产生SNAP-25蛋白的分裂。然后可以使用单克隆抗体来测量产生的卵裂产物。正是这种生产方式使得衡量BTX-A的效力成为可能。效力越强，裂解液中SNAP-25蛋白裂解产物浓度越高。以细胞为基础的分析方法提供了一种可复制的、非小鼠实验为基础的方法来测定各种A型肉毒毒素的效力，并将大大提高我们对不同类型肉毒毒素之间的比较理解。它还将使临床医生能够确定同一品牌肉毒毒素效力的差异，并在食物中毒和生物恐怖主义等情况下检测毒素。

结论

来自3种类型的A型肉毒毒素的不同临床结果源于其制备工艺配方的差异。虽然一些分子与结合蛋白复合，但其他分子是天然毒素。随着肉毒毒素的适应证增加，临床用途继续扩大，可能会有更多的不同剂型被引入市场，并且这些新分子之间的差异将影响效果的持续时间、效果的起效速度。

参考文献

[1]　Schantz E, Johnson E. Botulinum toxin: the story of its development for the treatment of human disease. Perspect Biol Med 1997; 40:317–327.

[2]　Lacy DB, Tepp W, Cohen AC, et al. Crystal structure of botulinum neurotoxin type A and implications for toxicity. Nat Struct Biol 1998; 5:898–902.

[3]　Brunger AT, Breidenbach MA, Jin R, et al. Botulinum neurotoxin heavy chain belt as an intramolecular chaperone for the light chain. PLoS Pathog 2007; 3:1191–1194.

[4]　Dressler D, Mander G, Fink K. Measuring the potency labelling of onabotulinumtoxinA (Botox®) and incobotulinumtoxinA (Xeomin®) in an LD50 assay. J Neural Transm 2012; 119:13–15.

[5]　Wortzman M, Pickett A. The science and manufacturing behind botulinum neurotoxin type A-ABO in clinical use. Aesthet Surg J 2009; 29:34–42.

[6]　Arnon S, Schechter R, Inglesby TV, et al. Botulinum toxin as a biological weapon: medical and public health management. J Am Med Assoc 2001; 285:1059–1070.

[7]　Dessy LA, Fallico N, Mazzocchi M, Scuderi N. Botulinum toxin for glabellar lines: a review of the efficacy and safety of currently available products. Am J Clin Dermatol 2011; 12:377–388.

[8]　Frevert J. Content of botulinum neurotoxin in Botox®/Vistabel®, Dysport®/Azzalure®, and Xeomin®/Bocouture®. Drugs RD 2010; 10:67–73.

[9]　Aoki KR, Ranoux D, Wissel J. Using translational medicine to understand clinical differences between botulinum toxin formulations. Eur J Neurol 2006; 13:10–19.

[10] Huang W, Foster JA, Rogachefsky AS. Pharmacology of botulinum toxin. J Am Acad Dermatol 2000; 43:249–259.

[11] Tang-Liu DD, Aoki KR, Dolly JO, et al. Intramuscular injection of 125I-botulinum neurotoxin-complex versus 125I-botulinum-free

neurotoxin: time course of tissue distribution. Toxicon 2003; 42:461–469.

[12] Prager W. Differential characteristics of incobotulinumtoxinA and its use in the management of glabellar frown lines. Clin Pharmacol 2013; 5:39–52.

[13] Hexsel D, Rutowitsch MS, de Castro LC, et al. Blind multicenter study of the efficacy and safety of injections of a commercial preparation of botulinum toxin type A reconstituted up to 15 days before injection. Dermatol Surg 2009; 35:933–939; discussion 940.

[14] Carruthers J, Fagien S, Matarasso SL; Botox Consensus Group. Consensus recommendations on the use of botulinum toxin type a in facial aesthetics. Plast Reconstr Surg 2004;114(6 Suppl):1S–22S.

[15] Raspaldo H, Baspeyras M, Bellity P, et al. Upper- and mid-face anti-aging treatment and prevention using onabotulinumtoxin A: the 2010 multidisciplinary French consensus—part 1. J Cosmet Dermatol 2011;10:36–50.

[16] Hsu TS, Dover JS, Arndt KA. Effect of volume and concentration on the diffusion of botulinum exotoxin A. Arch Dermatol 2004; 140:1351–1354.

[17] Prager W. Differential characteristics of incobotulinumtoxinA and its use in the management of glabellar frown lines. Clin Pharmacol 2013; 5:39–52.

[18] Trindade De Almeida AR, Secco LC, Carruthers A. Handling botulinum toxins: an updated literature review. Dermatol Surg 2011; 37:1553–1565.

[19] Lee JH, Park JH, Lee SK, et al. Efficacy and safety of incobotulinum toxin A in periocular rhytides and masseteric hypertrophy: side by side comparison with onabotulinum toxin A. J Dermatolog Treat 2014; 25:326–330.

[20] Fernández Salas E, Wang J, Molina Y, et al. Botulinum neurotoxin serotype A specific cell based assay to replace the mouse bioassay. PLoS One 2012; 7: e49516.

第 2 章

医疗安全与法律责任

Kenneth R. Beer

引言

　　2012年，《华尔街日报》报道了一些非法走私、销售有毒药品的危险性事件。这些事件中尤以非法销售肿瘤科化疗药物最为严重。随着注射美容的市场需求日益增长，同时缺乏行业规范的有效约束，大量的低价肉毒毒素和软组织填充类针剂在市场中流通，造成一系列的药品质量与医疗安全问题。这些非法流通的药品中，往往含有尚在试验阶段的药物成分，甚至是污染物。随着肉毒毒素注射美容越来越流行，收费却越来越低，这一治疗项目逐渐演绎成医疗美容界的一场"美丽灾难"。

问题的来源

　　2013年4月，美国食品药品监督管理局（FDA）通报了一个此前曝光的事件。某无德厂家销售一种尚在试验阶段的肉毒毒素针剂，引导医生将药物稀释后注射，以此替代Allergan公司的"高价"正规药品。经执法部门查证，这是一批伪造Botox包装盒和成分的假药。厂家声称，该药品已经在美国境外获批使用，但事实并非如此。官方尚未查明假药的来源和数量，只能提醒医生和患者不要使用这些非法药品，以免带来不必要的伤害和麻烦。

　　通报中提及的假药，涉及"Onlinebotox"和"Onlinebotox.com"2个字眼。据调查，"Onlinebotox.com"是一个美国网站，网页内容主要展示企业的合法形象和销售地址。但实际上，生产销售均在美国境外。

　　2004年曾上演过相似事件。当时，A型肉毒毒素美容适应证尚在试验阶段，但整个美国都在宣传和销售。尽管购买者都应该知道，官方尚未批准使用，但还是有许多人购买并注射了这种药品。于是，出现了4例肉毒毒素中毒事件。相关涉案人员受到了罚款、监禁和其他法律制裁。但是许多当年的购买者，并未被追究责任，相关药品至今还在使用中。

非法销售假冒伪劣药品的原因

无论是在美国还是在其他国家，出现非法销售假冒伪劣药品问题（CISP）的原因有很多。有的人抱怨，正规厂家的药品价格上涨太快；还有的人说，希望为低收入患者提供更经济的解决方案。形形色色的借口很多，但真正原因就是利益的驱使。医生甘愿冒着医疗和法律风险，无非是为了节约成本，在一味低价竞争的市场中生存下来。由于缺乏官方指导和专业性指南，患者无从知晓使用假冒伪劣药品的风险，只会根据价格高低选择药品。

正规药品的价格高，市场需求大，一定程度上决定了假冒伪劣药品的日益猖獗。虽然有区别真假的防伪技术，但造假设备和技术不断更新，加上互联网的应用，使得从药品外观上分辨真伪越来越困难。

很多原因使得患者愿意购买非法药品，但都绕不开节省费用这个出发点。一方面，正规生产厂家的药品价格逐年上涨；另一方面，患者沉迷于"99美元肉毒毒素"的低价美容：医生们由此陷入一个纠结的境地。由于在实际用药时，患者并不知情，于是医生采取稀释药物浓度、减少药物剂量的方法，满足患者对注射的需求。为了确保自身利益，医生只好希望得到患者的理解，承担药品成本上涨后的费用。否则，医生只好选择其他非法采购渠道购买药品。

要避免使用假冒伪劣药品，办法很简单直接：从正规厂家或代理商处进货。各个正规厂家大多有销售代表，他们会很负责地提供正规合法的药品。

解决方法

所有生产厂家都在努力提升防伪技术。包装盒和药瓶上都有防伪标签，可由此鉴别真假。装箱合格证提供了药品的来源信息。在一些被查获的假药中，药瓶外观看起来是合法的，但包装盒和药瓶上的序列号却不一致。

在美国，生产厂家都特别希望肉毒毒素的销售和使用能得到全程监控。但立法部门并未采纳，使得美国食品药品监督管理局（FDA）的监管范围非常局限。生产厂家尽力提示，非法使用假冒伪劣药品会导致医疗危险和法律责任，但面对可节省25%~50%药品成本的利益诱惑，很难阻止医生有意无意地忽视这些风险。

问题的严重性

据研究估计，每年全球因假冒伪劣药品造成的损失约750亿美元（5340亿元人民币）。每年非法使用的假冒伪劣肉毒毒素的实际数量难以统计。根据每年的市场供求情况，估计会达到数百万美元的价值。

据Katona统计，目前世界上合法生产医用肉毒毒素的厂家有7个，另外有3个合法生产非人类使用的肉毒毒素试剂厂家。这个数据公布后，又出现了许多有生产能力的厂家。随着原料来源的增加，非法药品的供应更为丰富。

在美国、巴西、伊朗、加拿大、西班牙、俄罗斯和中国内地及中国香港，都发现了非法假冒的肉毒毒素药物。这些假药的名称包括Spain Tox、ProSigne、Quick Star、EsteTox A、Refinex、Novotox、Canitox、Linurase等。

网络上非法销售肉毒毒素的行为日益猖獗。2011年，全球至少有34个非法销售肉毒毒素的网络平台。

非法药品的来源

据美国食品药品监督管理局（FDA）称，非法肉毒毒素药品的来源有多条渠道。在最近发出的通报中，"Online Botox Pharmacy""Onlinebotox.com"和"Onlinebotox"网站，通过群发电子邮件（而非在线销售）宣传销售低价肉毒毒素药品，并提供销售地址。但实际上，生产、销售地址均在美国境外。"Onlinebotox"的包装盒是假冒的，其宣称药物成分是美国以外国家（外国）的肉毒毒素。但据调查，根本无法确定这些白色粉末材料的性质和来源，以及究竟有毒、无毒。官方提醒，在使用前，医生应注意核对包装盒和药瓶上的保质时间是否一致，应留意药品有无外国制造的迹象。对于标称为Botulinum Toxin A（BTX-A）的，而不是Onabotulinum Toxin A的，要留心可能是假药。

非法药品来自多个国家。有些药品在生产国是正规合法的，但未被美国批准进口。这些药品经医生私自出境购买后回国使用，虽然未出现医疗安全问题，但违反了美国的法律法规。除此以外，其他非法来源的药品质量更不可靠。还有几种自称获批合法使用的针剂，实际上是由没有任何生物制剂生产资质的厂家生产的。

问题的危险性

非法使用假冒伪劣药品的最大风险在于药品效力难以保证。有一批假冒中国衡力（BTXA）的肉毒毒素针剂，标注为55U。实际抽检显示，药品效力相当于243U的美国保妥适（Botox）。当患者注射这种针剂后，会出现预期以外的结果。4.4倍的药物效力，大大提高了吞咽困难、复视、上睑下垂等并发症发生概率。多部位、多次注射这种针剂，还可能出现全身症状。

假冒伪劣药品的来源很多，包括专门伪造肉毒毒素和其他生物制剂的外国公司、某些将肉毒毒素用于制造生化武器的国家、美国国内及周边国家的造假小工厂等。它们的共同点包括：无社会责任感，无质量控制体系，无问题报告机制，以现金为支付方式，为了利益不择手段。

Ken Coleman和Raymond A. Zilinskas在*Scientific American*杂志上撰文，揭秘假冒肉毒毒素药物的地下供应商及产业链，由此带来一系列社会问题。有作者分析，"假冒伪劣药品中，已经发现真的肉毒毒素成分，说明地下供应商很可能已经培育出了致命性肉毒杆菌，由此满足大量的地下市场需求"。相关文章还指出：目前监管部门过于分散、不协调，美国食品药品监督管理局（FDA）与美国疾病预防控制中心（CDC）职能重叠，不能有效整合行政资源，加强市场监管工作。

结论

当肉毒毒素获批用于医疗美容后，非法销售假冒伪劣药品的问题就一直存在。尽管面临着医疗风险和法律制裁，但问题愈演愈烈。随着肉毒毒素生产厂家的增多，造假技术的不断改进，问题还会更加严重。为了尽可能保障患者的权益，需要进一步改进产品的防伪技术（例如射频标签防伪技术等），加强患者教育和监管部门的有效监督。

参考文献

[1] Weaver C. Illicit Botox sparks alert. Wall St Journal. Dec 23, 2012.
[2] Katona P. Botulinum toxin: therapeutic agent to cosmetic enhancement to lethal biothreat. Anaerobe 2012; 18:240–243.
[3] Pickett A, Mewies M. Serious issues relating to the clinical use of unlicensed botulinum toxin products. J Am Acad Dermatol 2009; 61:149–150.
[4] Pickett A. Serious issues relating to counterfeit dermal fillers available from Internet sources. J Am Acad Dermatol 2011; 65:642–643.
[5] US Food and Drug Administration (FDA). Fraudulent versions of Botox found in the United States. www.fda.gov/drugs/drugsafety/ucm349503.htm. Silver Spring, MD: FDA; 2013. (last accessed 21 July 2015)
[6] Hunt T, Clarke K. Potency of the botulinum toxin product CNBTX-A significantly exceeds labeled units in standard potency test. J Am Acad Dermatol 2008; 58:517–518.
[7] Coleman K, Zilinskas RA. Fake botox, real threat. Sci Am 2010; 302:84–89.

第 3 章　额部与眉部注射

Joely Kaufman, Jeremy B. Green

引言

在过去10年，肉毒毒素（BTX）在医学美容领域的应用已经远远超出了最初美国食品药品监督管理局（FDA）所规定的适应证范围。2013年，A型肉毒毒素（BTX-A）被批准应用于眼周鱼尾纹的治疗，而且其他部位的治疗也将获批。即使没有美国FDA的许可，BTX-A仍被广泛应用于面颈部皱纹和塑形的治疗，并且疗效显著。本章所要论述的是A型肉毒毒素在前额区域和眉毛塑形中的治疗，二者都被认为是BTX-A的"说明外非常规"用途。

解剖学

理解肌肉解剖结构及其如何影响注射区域的运动对于取得显著疗效至关重要。前额和眉间的解剖结构对于调整眉毛的形状和高度起着重要的作用。前额的上限为发际线，下限为眉毛和眶上嵴及眉间区域。随着发际线的后退，前额上限将发生变化，治疗过程中应当关注到这种变化。前额位于面部的中上1/3，由5层结构组成：皮肤、皮下组织、帽状腱膜/肌肉、疏松结缔组织和骨膜。此5层结构从头皮开始，一直延伸到前额区域。头盖骨帽状腱膜向下延伸至前额，演变成面部表情肌。上面部和前额的主要肌肉是额肌，是额部唯一的提肌。额肌是成对的对称肌肉，向上在头皮嵌入帽状腱膜，向下嵌入眉部降肌。额肌同时与前额真皮连接，但并不附着于骨膜层。额肌是眉部唯一的提肌，其收缩与前额区域的水平皱纹相关。额肌纤维垂直穿过前额区域，部分是连续的，内侧由前额中线区域分开。此外，眉间复合体也属前额区域，由降眉肌、皱眉肌和降眉间肌组成，是眉毛和前额区域的降肌。降眉间肌起源于鼻根，嵌入前额下部。皱眉肌位于降眉间肌侧面，起源于额骨的眶上中部区域，向内侧延伸，穿入眼轮匝肌和额肌。上述肌肉可向下、向内拉动眉毛，使中内侧眉下移。有研究提示，皱眉肌的运动过程个体差异较大。外侧眼轮匝肌也可压低外侧眉毛，降眉肌也可称为眼轮匝肌的内侧部分，与皱眉肌一起降低内侧眉部。颞肌与前额外侧区相邻，与咀嚼有关，与眉毛或前额的运动无关，颞肌肥大病例可行肉毒毒素注射，但不适用眉毛矫形，因此本章不进行讨论。

另外，前额区域内还需熟悉重要的神经、血管结构。面神经（第7颅神经）的颞支支配额肌，同时也支配皱眉肌、眼轮匝肌（后者同时受面神经的颧支支配）。滑车上动脉是眼动脉的一个分支，从眶缘上向上发出，并向颅侧走行。眶上动脉是眼动脉的另一个分支，沿滑车动脉外侧的眼眶边缘走行，并延伸至颅内。

眉间

眉间复合体由外侧成对的皱眉肌、中间的降眉间肌和较小的降眉肌组成。以上肌肉收缩均会向内下聚内侧眉毛，形成垂直的眉间纹。眉间纹常传达负面情绪，故眉间复合体的BTX-A注射治疗可抑制患者的负面情绪表现。有单盲对照研究提示，应用BTX-A注射治疗眉间纹可抑制负面情绪表现达16周。肌肉的收缩似乎可通过反馈影响情绪表现，因此眉间区域的治疗除了美容外，可能有多种益处。

眉间纹是2002年美国FDA批准的第一个BTX-A注射美容适应证。美国FDA批准的第一种BTX是A型，当前美学用途的BTX都是A型。眉间复合体的注射已经成为常规治疗，该区域的注射技术在文献中已有充分论述。

1992年，有学者首次报道注射肉毒毒素可改善眉间纹，之前的治疗选择是手术或填充。诸多进一步的研究和病例报告开始探讨该部位注射的最佳剂量，最初的随机对照研究应用20U的BTX-A，将4U分别注入皱眉肌内侧、皱眉肌、降眉间肌外侧。注射技术是标准化的，所有受试者接受的剂量和注射位置相同，不考虑解剖结构。虽然此注射方式是有效的，但现在大多都根据受试者（患者）的解剖结构来确定剂量和位置。男性和女性眉间肌发达程度不同，因此对肉毒毒素的注射要求也不同。研究发现，女性接受眉间区域治疗的初始剂量为20～40U。当使用10U时，复发率明显升高。男性的眉间区域BTX注射剂量需要更大。Carruthers等发现，至少40U可作为男性的适宜初始剂量范围，也可使用80U（译者注：提醒读者，此剂量仅作学术研究参考，切忌死搬硬套使用如此大剂量）。

降眉肌分浅、深两层，部分学者采取2个层次注射，但是并无对照研究表明这种方法效果更好，虽然药物的扩散可以覆盖浅层和深层，可能无须额外注射点。

内侧提眉可通过标准的眉间复合体注射方法来达成。1998年，Frankel和Kamer首次提出"化学提眉术"，研究发现，62%的患者在使用BTX-A后，内侧眉毛略抬高，提升高度约1mm。

美国FDA批准的相关眉间纹BTX-A注射的研究采用5点注射法。中间3点为皱眉肌和降眉间肌外侧，外侧2点为皱眉肌的外侧尾部，同时也可影响额肌。虽然此注射方式有效，但对于是否所有患者都需5点注射仍有争议。Rzany等发现，中心3个注射点是最关键的，3～5个注射点对眉间纹的效果没有显著差异。

并发症

上睑下垂等并发症是由于眉间区注射技术不当造成的。在距眶缘1cm以内的瞳孔中线注射BTX–A可导致上睑下垂。在最初的随机试验中，上睑下垂的发生率为5.4%。横向走行的皱眉肌与眼眶肌肉相互交错，因此在这个区域注射虽可治疗皱眉纹，但为避免上睑下垂，应将注射点置于眼眶边缘上方至少1cm处，并在此区域内注射少量肉毒毒素，也可使用少量、高浓度注射等方法减轻因药物扩散导致上睑下垂的风险。

前额

1993年，Blitzer等发表了一篇关于应用BTX–A治疗面部肌肉功能亢进导致的皱纹的报告。尽管目前美国FDA还没有批准，但在前额注射BTX–A治疗该部位的水平皱纹已经在美容医学领域广为开展。额肌是注射靶向肌肉，BTX–A可抑制其收缩以达到预防水平皱纹出现的目的。额肌垂直走向为从眉间到头皮，其大小、结构和强度有个体而异，注射前进行额肌的评估是很重要的。额肌作为眉毛的唯一提肌，其肌力完全丧失会导致部分患者暂时性的眉毛下垂。

整个额部的注射，不会引起眉毛下垂。首次注射，可加大注射剂量。经验丰富的注射者会降低剂量，以获得更自然的外观，避免眉毛下压，尤其是对于女性。前额注射剂量的确定比较复杂，结果可能改变眉形和整体面部表情，因此需根据不同患者的情况进行调整。该部位注射并无固定模式，不同模式皆有成功案例。通常女性在该区域的剂量为10～20U，男性为20～30U，当然也可根据额肌的面积和发达程度而选择剂量。

并发症

额部注射可导致眉毛下垂，发生率为1%～5%，该部分患者通常是老年人或眉形较低的皮肤松弛患者。评估患者时，应让其活动该部位肌肉。如果额肌收缩时眉毛被抬高，那么BTX–A注射致使其完全瘫痪将导致眉毛下垂。在这些患者中，靠近头皮的额肌上部注射相对安全，尽量避免在中、下部额肌注射。另一种观点是对于这些高风险患者，可采用微滴技术注射，微量多点BTX–A注射只会导致额肌收缩减弱，而不会造成瘫痪。此注射方式可改善额纹，但可能不会完全消除额纹，这应该向患者解释清楚。而另一种治疗方法是分两次注射，从而避免对额肌造成过度治疗。

眉形与注射

眉毛的位置和形状可被表情肌影响。一般而言，眉毛可被皱眉肌和降眉肌下压。从侧面看，眉毛可被眼轮匝肌的一小部分牵拉，眉毛的提肌方面只有对称的额肌。为了评估男性和女性的理想眉形，很重要的一点是要根据眉毛的结构本身确定眉毛的理想形状。男性和女性的眉毛在浓密度、形状和位置上各不相同。与女性相比，男性眉毛较浓密，相对平坦。它位于眶缘上边缘的正上方或正下方，所以注射时应保持这种解剖结构，以保持眶周区域的男性化外观。女性眉毛有一个拱形，位于瞳孔中线与外眼角之间，这道拱形的确切顶点因时尚趋势和每一张脸的不同而不同。

如前所述，眉内侧的提升可以通过注射眉间复合体来完成，这对许多患者有效，但对于老年的个体患者，此治疗可能不够。眉毛本身并没有随着年龄的增长而下降，反而会有轻微的提升，无论是男性还是女性。与年轻女性相比，老年女性的外侧眉尾部相对较低，低于眉毛的中间部分，因为眉毛的中间部分升高得更多，而眉毛的外侧位置保持不变或略低，这是眼眶边缘骨重塑的结果。如果考虑到这一点，根据解剖学最能让眉形年轻化的方法就是外侧提眉。可通过对眼轮匝肌的上外侧进行BTX-A注射调节来实现（图3.1）。可在该区域注射1～4U的BTX-A或其等效物，但并不是所有患者都能从中受益，因为并不是所有人都用这部分眼轮匝肌来下压眉毛。让患者闭上眼睛（图3.2），拉起其眉毛尾部，观察外侧眼轮匝肌是否收缩。当患者眯着眼睛时，可以用拇指触摸眼眶上外侧边缘来感受眼轮匝肌的运动；如果这个区域没有张力，那么患者很可能无法从此部位注射点注射获益。眉尾提升的另一种方法是使前额的外侧不受抑制（不注射）。注射额肌时，要求患者用力抬起眉毛（如受惊）（图3.3），观察额肌的范围和形状，包括上部和侧面。如果患者额侧肌肉有明显收缩，可利用此部位的额肌活动来削弱额肌的其余部分运动，以实现外侧提眉。对于外侧额肌较强的人来说，这可能会导致 "吊梢眉"的形成，眉尾外侧部分会不自然地升高（图3.4）。可通过补充注射调整眉形，使之正常。如果首次用这种方法提升眉毛，1周后随访患者评估是否需要调整。许多患者有时不会发现此眉形变化，因为大多数人在照镜子的时候不会注意到眉毛。

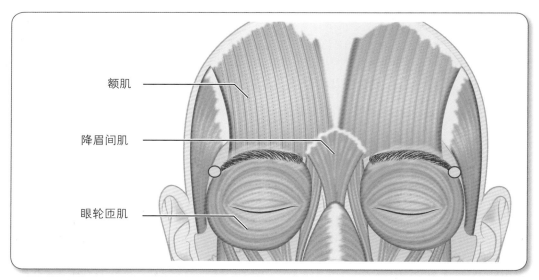

额肌

降眉间肌

眼轮匝肌

图3.1 外侧眼轮匝肌注射点

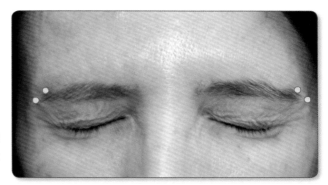

图 3.2　外侧眼轮匝肌注射点。此注射点不是唯一的标准，因为眉毛的位置不同，所以注射点可能在眉毛上方或下方

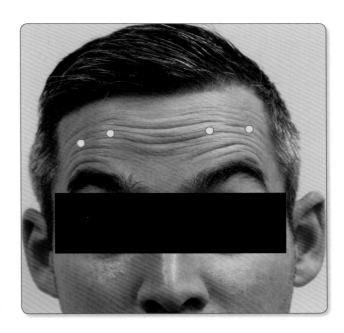

图 3.3　额纹。男性眉毛的扁平化在美容上是可接受的

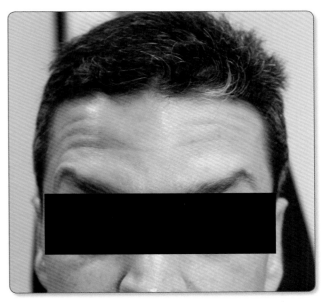

图 3.4　眉间复合体 5 点注射法后注射液弥散至内侧额肌。注意外侧额肌未经治疗所导致的"吊梢眉"

对于眼角与内侧眉之间距离较大的老年患者，注射眉间复合体效果不佳。美国FDA批准的所有BTX-A都适用于65岁及以下患者。尽管65岁以上的患者也可使用BTX-A，但疗效可能不如年轻患者显著。对于老龄化的眉毛，外侧提眉是一个更理想的方法。

在对男性眉毛区域进行注射治疗时，应保持眉毛相对平坦。大多数男性不希望眉尾抬高（即弓形眉毛）。但是整个眉毛提升是可以接受的，并且可以通过向前额眉间复合体进行注射来实现。注意，对于一些男性来说，眉间复合体与内侧额肌相互连接，当使用大剂量的BTX-A时，从皱眉肌和前肌扩散到内侧额肌是常见的，并且会导致外侧眉毛的不自然升高。额肌外侧的2个注射点注射可以防止这种情况发生，并使男性的眉毛保持平坦。

并发症

眉毛提升的并发症很少，但仅限于侧眉的提升，可以通过向前额外侧减少剂量来正确地进行操作。眉毛下垂是由额肌过度注射引起的，不会立即恢复，而且还可能出现其他副作用，如皮肤松弛和额肌紧张，因此应当避免过度注射。疗效不佳时，可补充注射。眉毛下垂不仅在美学上是不被接受的，而且还会给人疲倦的感觉，从而影响患者的日常生活。

结论

BTX-A注射前额和眉间肌肉组织会导致眉间复合体的改变。因此，彻底了解影响眉间的各种肌肉解剖结构和应用正确的注射技术可使治疗产生令人愉悦的美学效果。当然个体差异客观存在，需要为每位患者制订个体化的治疗方案。

参考文献

[1] Yang HM, Kim HJ. Anatomical study of the corrugator supercilii muscle and its clinical implication with botulinum toxin A injection. Surg Rad Anat 2013; 35:817–821.
[2] Finzi E, Wasserman E. Treatment of depression with botulinum toxin A: a case series. Dermatol Surg 2006; 32:645–649.
[3] Wollmer MA, de Boer C, Kalak N, et al. Facing depression with botulinum toxin: a randomized controlled trial. J Psychiat Res 2012; 46:574–581.
[4] Young SN. Antidepressant effects of botulinum toxin A: scientific rationale; author response. J Psychiatry Neurosci 2013; 38:E29.
[5] Carruthers JD, Carruthers JA. Treatment of glabellar frown lines with C. botulinum-A exotoxin. J Dermatol Surg Oncol 1992; 18:17–21.
[6] Carruthers A, Carruthers J, Said S. Dose-ranging study of botulinum toxin type A in the treatment of glabellar rhytids in females. Dermatol Surg 2005; 31:414–422.
[7] Carruthers A, Carruthers J. Prospective, double-blind, randomized, parallel-group, dose-ranging study of botulinum toxin type A in men with glabellar rhytids. Dermatol Surg 2005; 31:1297–1303.
[8] Ozsoy Z, Gözü A, Genç B. Two-plane injection of botulinum exotoxin A in glabellar frown lines. Aesthetic Plast Surg 2004; 28:114–115.
[9] Frankel AS, Kamer FM. Chemical browlift. Arch Otolaryngol Head Neck Surg 1998; 124:321–323.
[10] Ahn MS, Catten M, Maas CS. Temporal brow lift using botulinum toxin A. Plast Reconst Surg 2000; 105:1129–1135.
[11] Rzany B, Ascher B, Fratila A, et al. Efficacy and safety and 3- and 5-injection patterns (30 and 50 U) of botulinum toxin A (Dysport) for the treatment of wrinkles in the glabella and central forehead region. Arch Dermatol 2006; 142:320–326.
[12] Blitzer A, Brin MF, Keen MS, et al. Botulinum toxin for the treatment of hyperfunctional lines of the face. Arch Otolaryngol Head Neck

Surg 1993; 119:1018–1022.

[13] Redaelli A, Forte R. How to avoid brow ptosis after forehead treatment with botulinum toxin. J Cosmet Laser Ther 2003; 5:220–222.

[14] Goldstein SM, Katowitz JA. The male eyebrow: a topographic anatomic analysis. Ophthal Plast Reconstr Surg 2005; 21:285–291.

[15] Griffin GR, Kim JC. Ideal female brow aesthetics. Clin Plast Surg 2013; 40:147–155.

[16] Shaw RB, Kahn DM. Aging of the midface bony elements: a three-dimensional computed tomographic study. Plast Reconstr Surg 2007; 119:675–681.

Carolee M. Cutler Peck, Talmage J. Broadbent,Brian S. Biesman

第 4 章　眶周注射

引言

　　面部表情在产生一些令人讨厌的皱纹和面部轮廓变化中起着重要作用。本章将重点介绍肉毒毒素（BTX）在眶周区域的使用，在眉毛区域的使用已经在第3章中讨论过了，在此就不再赘述。一般来说，肉毒毒素用于上面部的目的是为了产生整体协调的面容，而不是简单地减少动态皱纹。所以这就要求操作者在不管是集中于眶周还是其他任何单一部位的治疗之前，都应该先对患者进行整体观察评估。

与眶周相关的病史

　　在眶周区域使用肉毒毒素治疗前需要询问患者是否有相关病史及手术史，包括流泪、眼睛干涩、眼睑外伤及手术史、第7脑神经麻痹、既往激光辅助原位角膜磨镶术（LASIK）等手术以及可能影响泪膜的疾病例如干燥综合征（Sjögrens syndrome）、类风湿性关节炎、毒性弥漫性甲状腺肿（Graves病）等。对于这些患者，使用肉毒毒素时应小心，因为治疗后可能使干眼症状恶化。

眶周解剖和检查评估

眉毛和上眼睑

　　男性的眉毛一般位于眶缘或略高于眶缘，而女性的眉毛位置一般位于眶缘以上并呈外侧拱形。眉毛下垂会使上眼睑外观看起来比较沉重，并且经常上抬眉毛还会导致额肌长期收缩引起额纹的形成。上眼睑边缘一般位于上角膜缘下1～2mm处，下眼睑边缘一般位于下角膜缘或略高于下角膜缘（图4.1）。正常睑裂（上、下眼睑边缘之间的距离）通常为8～11mm，可能存在一定的种族差异。真正的上睑下垂是指上眼睑位置降低到影响美观或功能出现问题的程度（图4.2）。

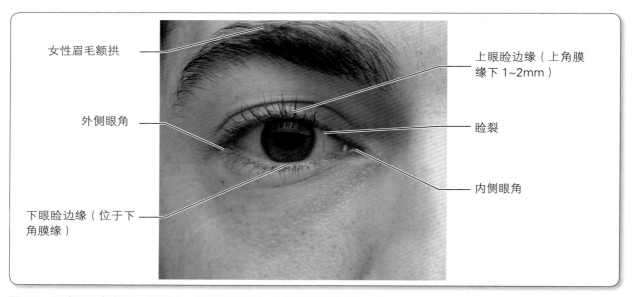

女性眉毛额拱

上眼睑边缘（上角膜缘下 1~2mm）

外侧眼角

睑裂

内侧眼角

下眼睑边缘（位于下角膜缘）

图 4.1 正常眼睑解剖图：显示上、下眼睑位置与角膜缘的关系（This figure is copyright of Sam Scott-Hunter and is reproduced from: Tunstall R, Shah N. Pocket Tutor Surface Anatomy. London: JP medical,2012）

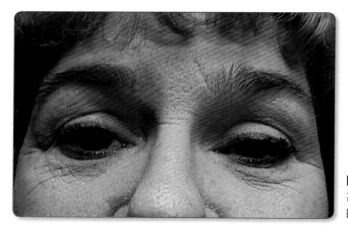

图 4.2 左侧上睑下垂伴随轻度代偿性左侧眉毛抬高。这可能与额纹形成有关（With permission from Biesman and Arndt）

　　由于许多患者通过抬高眉毛来代偿上睑或眉毛下垂，因此评估时需要仔细，应在患者眉毛处于放松状态和眼睛注视正前方的情况下评估。还应注意眼睑能够处于完全闭合状态，否则可能导致肉毒毒素治疗后干眼症状加重。眼睑皮肤是全身最薄的部位，因此容易产生由肌肉活动引起的动态皱纹，也容易产生与老化和光损伤有关的静态皱纹。在评估时区分动态皱纹、静态皱纹比较重要，因为静态皱纹只能通过改善皮肤质地的方式来处理，而动态皱纹则可以通过肉毒毒素来处理。

下眼睑

　　下眼睑具有保护眼睛的作用，并在眨眼时将眼泪直接引流到泪囊。外眦位于内眦上方2mm处，下眼睑边缘位于下角膜缘（图4.1）。在肉毒毒素治疗前，应评估下眼睑支撑结构中的肌筋膜的完整性。一个阳性的下眼睑"弹性测试"（食指、拇指捏起牵拉下眼睑皮肤，放开后，下眼睑不能迅速恢复到原来的位置）表明患者下眼睑皮肤弹性差，在接受肉毒毒素治疗后容易发生下眼睑位置的变化及眼袋加重。如患者眼睑皮肤在6点钟方向位置出现明显松弛或巩膜突出，则需要进行额外的眼科检查。

下眼睑松弛也会导致眼睑退缩而不是外翻，这取决于眼睛相对于眼眶下缘的位置。我们可以沿着角膜顶端画一个平面并从矢状面上来观察这个平面。在一般情况下，该平面将平行于眶缘或脸颊（图4.3a）。对于颧骨发育不全和眼球相对突出的患者，平面将位于脸颊前（图4.3b）。这些患者的下眼睑支撑能力较差，注射肉毒毒素后更容易发生睑外翻或退缩。

外眦和眼轮匝肌

眼轮匝肌是眶周最主要的肌肉，这是一块巨大的括约肌，围绕眶周1圈，位于上眼睑、下眼睑和外眦的皮下。这块肌肉分为3部分，分别是睑部眼轮匝肌、眶隔前眼轮匝肌和眶部眼轮匝肌。眼轮匝肌在眼睑的功能和美观方面都起着重要的作用。

睑部眼轮匝肌覆盖于上眼睑和下眼睑的睑板上，并与内眦肌腱相连（图4.4）。

眶部眼轮匝肌覆盖在眶隔筋膜上，睑部眼轮匝肌和眶部眼轮匝肌负责眨眼。使用肉毒毒素过度放松这些肌纤维可导致眨眼次数减少进而引起干眼症。

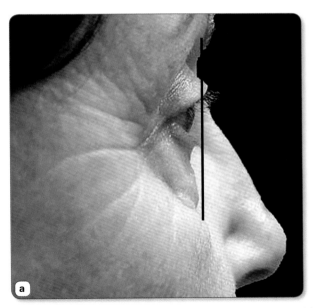 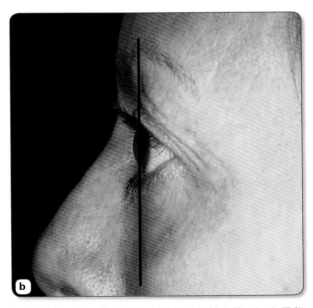

图 4.3 （a）平行于颧骨隆起前表面绘制的垂直平面通过角膜顶端前方。显示这个眼睑有很好的骨性支撑。（b）平行于颧骨隆起前表面绘制的垂直平面通过角膜顶点后方。显示该患者颧骨发育不全，并且在下眼睑区域注射肉毒毒素后有发生外翻的风险（With permission from Biesman and Iwamoto）

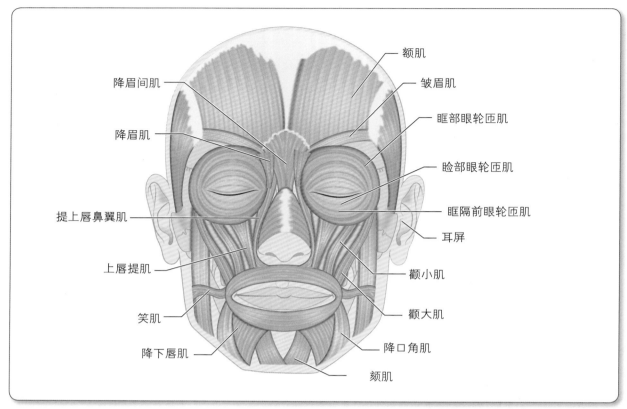

图4.4 眼眶和相关肌肉组织的解剖

眼轮匝肌的眼眶部分负责将眼睑闭合和使眉毛下垂，它延伸到眼眶边缘，并与眉毛处的额肌、皱眉肌、降眉间肌、颧大肌、颧小肌融合（图4.4）。在外侧，眼轮匝肌止于外眦附近，也可以一直延伸到耳屏。当在眶周区域使用肉毒毒素时，熟悉眼轮匝肌的大小和位置是至关重要的。通过观察和在患者眼睛闭合状态时的触诊可以确定眼轮匝肌的大小和分布。

眼轮匝肌对眶周美学有重要意义。睑部眼轮匝肌可在下眼睑边缘下方形成一个明显的、难看的隆起（图4.5）。这应该与下眼睑皮肤老化松弛形成的"褶皱条索"相区别，后者发生在脸颊组织的填充过程中，同时收缩颧大肌和颧小肌。眼轮匝肌收缩产生鱼尾纹和下眼睑水平动态皱纹。眶周的动态皱纹和细纹往往是由与眼轮匝肌收缩相关的动态因素和光老化引起的静态变化共同造成的。Kane描述了4种不同的皱纹模式，最常见的是眉毛最外侧下端延伸到下眼睑与脸颊的交界处。其他模式涉及上眼睑、下眼睑与面颊交界处，或仅在外侧眼角上的皮肤。在亚洲人群中也发现了类似的模式。

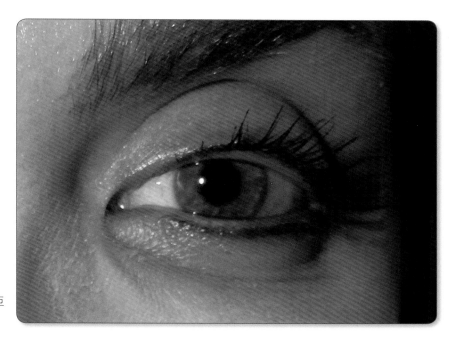

图 4.5　由"肥厚性"睑部眼轮匝肌引起的下眼睑隆起

治疗目标

　　肉毒毒素在眶周区域用于治疗动态鱼尾纹，调整眉形（在第3章中有介绍），改善肥厚的下睑部眼轮匝肌，调节上、下眼睑的位置，并改善下睑动态皱纹。值得注意的是，目前美国FDA批准3个不同品牌BTX–A产品，有趣的是这3种BTX–A产品有的被批准可用于鱼尾纹的美容治疗，有的并没有得到批准，临床应用时应该注意，以免引起不必要的纠纷。只有保妥适（Botox）是美国FDA批准用于治疗鱼尾纹的产品。西玛（Xeomin）只有在治疗眼睑痉挛时，才允许用于鱼尾纹区域。美国FDA没有批准将丽舒妥（Dysport）用于治疗鱼尾纹。然而，在实践中这3种BTX–A通常都可以用于眶周区域。

肉毒毒素的配置

　　现有的BTX产品不能互换使用，因为每种产品的剂量和配置都是独特的，每种产品的配置、剂量差异很大。表4.1a、表4.1b中列出了每种肉毒毒素的常用稀释剂量。虽然在高稀释度（低浓度）下使用时肉毒毒素会发生更大的扩散，但是对于一些初学者来说，通过使用高稀释度的制剂更容易更精确地注射更小剂量。有经验的操作者往往更倾向于以尽可能小的剂量注射药物。虽然在说明书上标明BTX–A需要使用无防腐剂的生理盐水进行配置，但Alam等发现，使用含有防腐剂的生理盐水配置的BTX–A，不仅药效不会下降，治疗过程中的不适感也会减少。相关厂家建议，应将配置后的肉毒毒素储存在2～8℃的环境下，并在4~24h内注射完，不同厂家的要求有差异。

肉毒毒素的眶周应用

鱼尾纹

　　BTX-A中仅仅只有保妥适（Botox）是被美国批准用于治疗中重度鱼尾纹的产品。推荐的剂量为每侧12U，标记3个点，每点注射4U。根据规范准则，建议采用2种注射方式，2种注射方式均从外眦角外侧1.5～2.0cm处开始。如果鱼尾纹在从外眦水平画出的线的上方和下方均匀分布，则药物在该线的上方和下方均可以注射（图4.6a）。如果鱼尾纹位于水平线上和水平线下，则药物注射在该区域（图4.6b）。这些药物的配置和剂量的使用可以作为注射的典型指南。如果眼轮匝肌较大，可能需要更多的注射点和更大的注射剂量。Kane建议在肌肉收缩最活跃的地方使用较大剂量的肉毒毒素，而在肌肉周边使用较小的剂量，这样治疗以后会更自然（图4.7）。非A型肉毒毒素的给药和注射模式与BTX-A的给药和注射模式类似。美国美容整形外科学会（ASAP）共识小组成员建议每侧注射8～16U，通常分为4个注射点。BTX-A在美国内外均被广泛用于治疗鱼尾纹，Ascher等也证实了肉毒毒素剂量范围为每侧15～45U的临床疗效。经相关委员会成员统一意见，定为每侧注射25U的剂量。但在实际临床中，在可选用的肉毒毒素之间也有差异，具体选择哪一种需要根据操作者的临床经验来判断。

表4.1a　A型肉毒毒素保妥适（Botox）和A型肉毒毒素西玛（Xeomin）的稀释表，包括常用的稀释剂量

稀释剂量（0.9%生理盐水）	在50U/瓶中产生的剂量（每0.1mL）	在100U/瓶中产生的剂量（每0.1mL）
1mL	5mL	10mL
2mL	2.5mL	5mL
2.5mL	2mL	4mL

表4.1b　A型肉毒毒素丽舒妥（Dysport）的稀释表，包括常用的稀释剂量

稀释剂量（0.9%生理盐水）	在300U/瓶中产生的剂量（每0.1mL）
1mL	30mL
2mL	15mL
2.5mL	10mL
虽然美国FDA已经批准用不含防腐剂的生理盐水稀释这些产品，但许多使用者发现使用含防腐剂的生理盐水稀释，不适感会降低，也不会丧失效力	

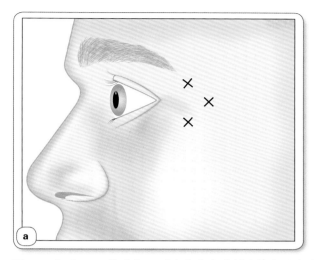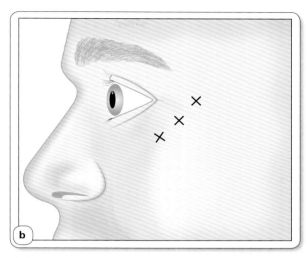

图 4.6 （a）FDA 批准的 A 型肉毒毒素注射点均匀分布在外眦线上下，据外眦水平方向画出 1.5 ～ 2cm 的线。（b）美国 FDA 批准的 A 型肉毒毒素注射点，用于外眦线位于外眦角 1.5 ～ 2 cm 处及以下的患者

在治疗鱼尾纹时，应注意不要将注射点设置于太低的位置，因为这可能引起脸颊提肌如颧大肌、颧小肌麻痹，导致微笑不自然、面部不对称或下垂等现象。此外，与白种人相比，亚洲人的眼轮匝肌更薄、表皮更厚，因此亚洲人的眶周区域皱纹也更少，在治疗鱼尾纹时所需的肉毒毒素剂量相较于白种人来说也更小。

下眼睑

肉毒毒素用于下眼睑可扩大睑裂、改善皱纹，并减少下眼睑过于突出。Flynn 为扩大睑裂，在下眼睑缘下 3 ～ 4mm 处的眼轮匝肌内注射小剂量肉毒毒素，并联合鱼尾纹注射，这种方法较单纯鱼尾纹注射而言增加睑裂、改善下睑细纹外观的效果更佳。Fagien 随后描述了轻度眼睑收缩导致的"小眼睛"或不对称睑裂的治疗方法，在睑裂较小的睑部眼轮匝肌和下睑外侧角附近注射小剂量（1 ～ 1.5U）的药物，以抑制眼轮匝肌收缩，这样使拮抗肌产生相对较大的对抗力，使睑裂扩大，从而使眼睛看起来更大。专家小组一致建议在睑板前与眼轮匝肌前交界处注射 0.5 ～ 2.5U 的 Onabotulinum Toxin A（A 型肉毒毒素）或 Incobotulinum Toxin A（A 型肉毒毒素）（图 4.8a）。

对于下眼睑细纹的治疗，专家小组建议注射 1 ～ 2.5U，每侧最多 5U 的 Onabotulinum Toxin A（A 型肉毒毒素）或者每侧 2U Onabotulinum Toxin A（A 型肉毒毒素），或者在瞳孔中部、下眼睑下约 2mm 处注射 1 ～ 2 个位点的 Incobotulinum Toxin A（A 型肉毒毒素）。Fagien 建议在外眦和瞳孔中线位置注射肉毒毒素至眼轮匝肌中（图 4.8b），以对更外围的眼轮匝肌产生更大的作用效果，并避免在睑部眼轮匝肌受抑制后引起相关的不良并发症，如睑内翻或下睑缘内翻。睑板前注射也可能引起睑内翻，可以通过注射眶部眼轮匝肌来预防。

低剂量的肉毒毒素注射睑部眼轮匝肌可以改善如图 4.9 所示的"肥厚性"眼轮匝肌引起的下眼睑

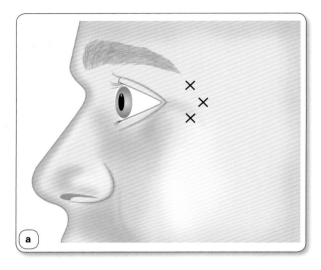 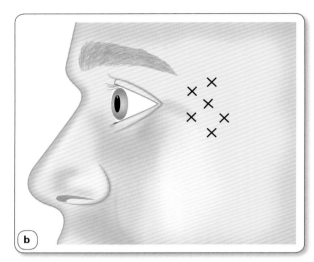

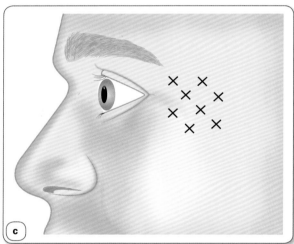

图 4.7（a）一种典型的鱼尾纹注射模式，用于治疗患有眼轮匝肌小于正常大小的患者的动态皱纹，每个部位使用 3 ~ 4U。（b）一种典型的鱼尾纹注射模式，用于治疗患有眼轮匝肌大于正常大小的患者的动态皱纹，每个部位使用 3 ~ 4U。（c）具有非常大的眼轮匝肌的患者可能需要的鱼尾纹注射模式。这种注射方案只能由经验丰富的医生进行操作，并且通常在更保守的治疗方案失败时使用（Redrawn with permission from Biesman and Arndt）

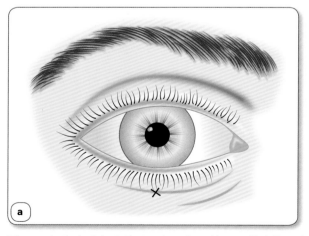 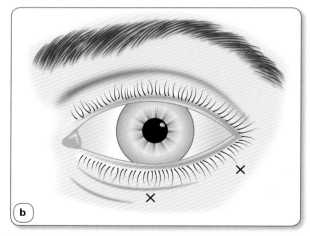

图 4.8（a）在睑部眼轮匝肌与眶部眼轮匝肌前缘位于瞳孔中线处注射 0.5 ~ 2.5U 的肉毒毒素可增大睑裂。（b）将 1 ~ 5U 的 Abobotulinum Toxin A（A 型肉毒毒素）或 2U 的 Onabotulinum Toxin A（A 型肉毒毒素）或 Incobotulinum Toxin A（A 型肉毒毒素）注射在瞳孔中线及眶部眼轮匝肌外侧眼角附近，可改善下睑下垂的外观，注射后下睑下垂的风险较小

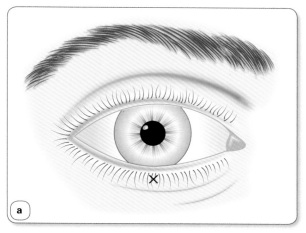 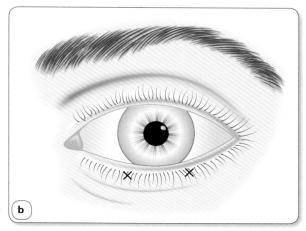

图 4.9 （a）治疗睑部眼轮匝肌轻度肥大的典型注射部位。（b）治疗睑部眼轮匝肌过度肥大的典型注射部位（With permission from Biesman and Arndt）

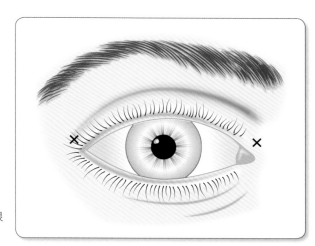

图 4.10　将 0.5 ~ 1.5U 的肉毒毒素注射于上眼睑的睑部眼轮匝肌的内侧和外侧，可暂时改善轻度上睑下垂的现象

隆起。但是由于种族差异，在亚洲女性中，眼轮匝肌肥大是好的表现，被称为"卧蚕"，因而为了减少注射肉毒毒素对卧蚕的影响，应避免在睫毛线1cm内注射。

当在下眼睑注射肉毒毒素时，要求必须精确注射以避免产生不良反应。同样重要的是要注意这些区域使用的剂量较低，药物疗效持续时间可能缩短，通常为8 ~ 12周。

上眼睑

肉毒毒素可以注射到上眼睑处以矫正轻度上睑下垂。可以通过眼睑分度器来放松眼轮匝肌，模拟矫正上睑下垂。上睑注射时应靠近内眦或外眦，以减少肉毒毒素的扩散而影响提上睑肌，从而导致上睑下垂。A型肉毒毒素注射于上眼睑的睑部眼轮匝肌内侧和外侧的常规剂量是0.5 ~ 1.5U（图4.10）。对于患有提上睑肌肌力减弱的患者，则不应采用此方法治疗。

治疗过程

患者准备

在治疗前需要患者签署知情同意书并拍照存档。在治疗眶周区域时，拍摄照片为无表情和做表情2种状态时的照片。最近，视频成像被用于记录治疗前和治疗后的状态。即使患者之前接受过多次治疗，也应在注射前签署知情同意书。在治疗眶周区域时，应特别注意可能出现眉毛下垂、上睑下垂、复视和眼部损伤的风险。

剂量和记录

肉毒毒素的注射剂量存在个体差异性，这与肌肉的体积有重要关系。最好从保守剂量开始，然后在注射后2周重新评估。如有必要，可在2周后再补充注射。为了获得最佳的临床结果，注射剂量、注射位置和任何调整方面都应仔细记录。

注射技巧

注射肉毒毒素可以在不使用任何麻醉剂的情况下操作。如果需要，可在注射前在注射部位使用冰敷或敷局部表面麻醉制剂。如果使用局部表面麻醉制剂，必须注意在注射前将其彻底清除干净，以免阻塞注射针头。如果是对注射感到非常焦虑的患者，可以适当给予苯二氮䓬类药物口服来缓解症状。

为了尽可能降低引起眼睛受伤的风险，注射针尖应该朝向远离眼睛的地方。此外，在注射过程中持针的手可以放在患者的脸上，这样握注射器的手有支点可以做出其他动作。注射眼睑和外眦区域时必须保持在非常浅的位置，以避免接触到皮下血管。为避免出现淤青，针尖应保持在真皮处或略浅于真皮，并且避免在任何可见血管的区域直接注射。注射下眼睑时应尽量表浅，以产生皮丘为准，并且针头应与眼睛相平行。

参考文献

[1] Fagien S. Botulinum toxin type A for facial aesthetic enhancement: role in facial shaping. Plat Reconstr Surg 2003; 112:6S–18S; discussion 19S–20S.

[2] Biesman B, Arndt KA. Periocular treatment. In: Carruthers A, Carruthers J (eds), Botulinum toxin. Philadelphia, PA: Elsevier Saunders, 2005;45–57.

[3] Bhawan J, Andersen W, Lee J, et al. Photoaging versus intrinsic aging: a morphologic assessment of facial skin. J Cutan Pathol 1995; 22:154–159.

[4] Kane MA. Classification of crow's feet patterns among Caucasian women: The key to individualizing treatment. Plast and Reconst Surg 2003; 112:33S–39S.

[5]　Park DH. Analysis of the patterns of lateral canthal rhytids and reference for botulinum toxin treatment in orientals. Aesthetic Plast Surg 2012; 36:1211–1215.

[6]　Fagien S. Temporary management of upper lid ptosis, lid malposition and eyelid fissure asymmetry with botulinum toxin type A. Plast Reconst Surg 2004; 114:1892–1902.

[7]　Rohrer TE, Beer K. Background to botulinum toxin. In: Carruthers A, Carruthers J (eds), Botulinum toxin. Philadelphia, PA: Elsevier Inc, 2005:15.

[8]　Alam M, Dover JS, Arndt KA. Pain associated with injection of botulinum toxin A exotoxin using isotonic sodium chloride with and without preservative: a double blind, randomized controlled trial. Arch Dermatol 2002; 138:510–514.

[9]　Full prescribing information (Botox). Irvine, CA: Allergan Inc; revised 2015. http://www.allergan.com/assets/pdf/botox_pi.pdf.

[10]　Full prescribing information (Dysporta). Basking Ridge, NJ: Ipsen Biopharmaceuticals, revised March 2012.

[11]　Full prescribing information (Xeomin). Greensboro, NC: Merz Pharmaceuticals; 2014.

[12]　Lorenc ZP, Kenkel JM, Fagien S, et al. Consensus panel's assessment and recommendations on the use of 3 botulinum toxin type A products in facial aesthetics. Aesthet Surg J 2013; 33:35S–40S.

[13]　Ascher B, Rzany B, Grover R. Efficacy and safety of botulinum toxin type A in the treatment of lateral crow's feet: double-blind, placebo-controlled, dose-ranging study. Dermatol Surg 2009; 35:1478-1486.

[14]　Maas C, Kane MA, Bucay VW, et al. Current aesthetic use of abobotulinumtoxinA in clinical practice: an evidence-based consensus review. Aesthet Surg J. 2012; 32:8S–29S.

[15]　Ahn BK, Kim YS, Kim HJ, et al. Consensus recommendations on the aesthetic usage of botulinum toxin type A in Asians. Dermatol Surg. 2013; 39:1843–1860.

[16]　Flynn TC, Carruthers JA, Carruthers JA. Botulinum-A toxin treatment of the lower eyelid improves infraorbital rhytids and widens the eye. Dermatol Surg. 2001; 27:703–708.

[17]　Ascher B, Talarico S, Cassuto D, et al. International consensus recommendations on the aesthetic usage of botulinum toxin type A (Speywood Unit) – Part II: wrinkles on the middle and lower face, neck and chest. J Eur Acad Dermatol Venereol 2010; 24:1285–1295.

[18]　Biesman BS, Iwamoto M. Blepharoplasty. In: Kaminer MS, Dover JS, Arndt KA (Eds), Atlas of cosmetic surgery. Philadelphia, PA: WB Saunders, 2002.

第 5 章

口周与中面部注射

Emily Catherine Keller, Michael S. Kaminer

引言

用A型肉毒毒素（BTX-A）美容早已从一个不太受欢迎的话题演变成了一个时髦的代名词。眉间纹治疗的普及，引起了人们对这种蛋白质治疗的兴趣。几种不同品牌类型的BTX-A的出现，给临床医生提供了选择用不同产品治疗各种适应证的机会。肉毒毒素通常用于暂时改善皱纹和面部轮廓。本章着重于中下面部的治疗，并根据权威期刊文献和专家指南以及作者的经验总结为读者提供临床参考。

咬肌

咬肌是参与咀嚼的主要肌肉。浅部纤维起自颧弓前2/3，深部纤维起于颧弓后1/3及其内面，为强健肥厚的方形肌肉，纤维向下后方走行，覆盖于下颌骨外侧面，止于下颌骨外侧面及咬肌粗隆（表5.1）。用力咬牙时，面颊两侧隆起比较硬的部位就是咬肌。所以，咬肌是影响面部中下1/2外观的重要因素。

表 5.1 肌肉的起、止点

肌肉	起点	止点
颧大肌	颧骨	耳蜗轴
提上唇肌	上颌骨	外侧上唇皮肤
提上唇鼻翼肌	上颌骨	外侧鼻翼和中上唇皮肤
口轮匝肌	口周联合处	唇缘
降口角肌	下颌骨（下唇深至降唇）	耳蜗轴和角联合
降下唇肌	下颌骨	下唇皮肤
颏肌	下颌骨	口轮匝肌下部的皮肤
咬肌	颧弓	下颌骨
颈阔肌	胸大肌和三角肌筋膜	唇下皮肤、口轮匝肌外侧角

临床表现

经常咀嚼口香糖或患有磨牙症的人咬肌可能会肥大。咬肌良性肥大导致下面部增宽呈方形，亚洲人审美观认为这类女性是不美观的。反复多次注射肉毒毒素可以改善咬肌厚度和下面部轮廓宽大的外观，使下面部显得更瘦，呈现曲线优美、椭圆形的"鹅蛋脸"。

位置和剂量

一般建议每侧注射肉毒毒素25 ~ 30U［保妥适（Botox）/西玛（Xeomin）］或30 ~ 60U［丽舒妥（Dysport）］。距离下颌角边缘至少1.5cm，间隔1cm，采取2 ~ 5点肌肉注射。目前没有统一的注射点数目，一般每侧的注射点为2 ~ 6个。

为了便于准确定位，患者应咬紧牙关，使肌肉处于收缩紧绷状态，确定咬肌的解剖位置。根据咬肌分布和医生习惯进行2 ~ 6点注射，使药物均匀分布在肌肉最强壮部位（表5.2）。

表 5.2　注射位置和剂量建议

目标肌肉	注射位置	深度	Botox/Xeomin 剂量	Dysport 剂量
提上唇鼻翼肌	在侧鼻与上颌骨之间	肌肉内，直接注射到骨膜上方	每侧 1 ~ 2U	每侧 2.5 ~ 5U
口轮匝肌	4 个注射点，均匀分布于上、下嘴唇，避免在唇外侧 1.5cm 处或唇色边界的 5mm 以内注射	表面肌肉注射	每个部位注射 1 ~ 2U	每个部位注射 2U
降口角肌	每侧 1 个注射点，在下颌角正上方注射	肌内注射	每侧 2 ~ 3U	每侧 5 ~ 10U
颏肌	2 个注射点，分别位于下颌角的下颌骨突起	肌内注射	每个部位注射 5 ~ 10U	每个部位注射 5 ~ 10U
咬肌	2 ~ 6 个注射点，间隔 1cm，从下颌骨缘上方 1.5cm 处开始注射到肌肉最强壮的部分	肌内注射	每侧 25 ~ 30U	每侧 30 ~ 60U
颈阔肌	直接注射入颈阔肌空间，间隔 2cm，从下颌骨缘以下开始	皮下注射	每侧 2U	每侧注射 6 ~ 10U

方法

让患者咬紧牙关使肌肉处于紧绷收缩状态，在咬肌最突出部分的每侧3点位共注射6U［保妥适（Botox）/西玛（Xeomin）］或15U［丽舒妥（Dysport）］。

临床结果

研究表明，咬肌平均咬合力在注射后2周达到最低水平。对平均咬合力的合理评估是减少20%，恢复时间为4个月。注射后不久肌纤维开始萎缩，在1~3个月间厚度下降最明显（图5.1）。

图 5.1 （a）咬肌注射前。（b）咬肌注射2个月后

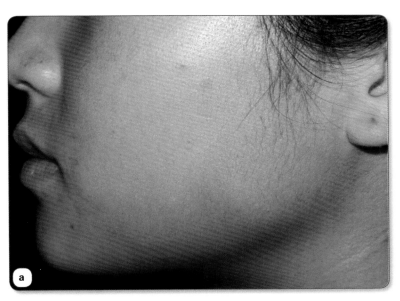

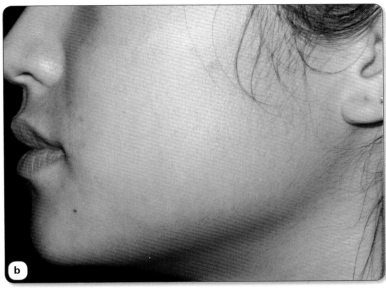

并发症和对策

　　最常见的不良反应是咀嚼困难和语言障碍。注射时，应注意避免注射点太靠近颧弓和口角，以避免药物弥散到颞部及口周肌群（图5.2），导致下唇下垂、颊部凹陷、微笑不对称等并发症。同样，应该避免在咬肌的下部过度靠内侧注射，以避免药物弥散到降口角肌（DAO），导致口角上翘（表5.3）。

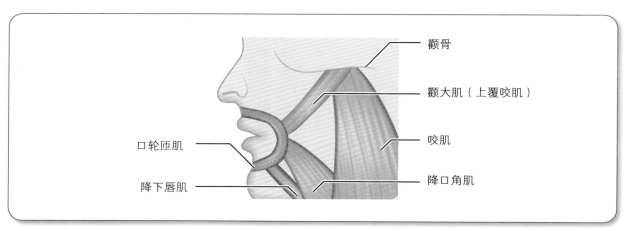

图5.2　咬肌的区域解剖结构

表5.3　注射时要避免的肌肉

目标肌肉	要避免的肌肉	并发症
提上唇鼻翼肌	提上唇肌	无法抬起上唇
口轮匝肌	耳蜗轴	角联合变形
咬肌	降口角肌（DAO）或颧大肌（ZM）	DAO：口角上翘 ZM：口角下垂
降口角肌	降下唇肌	降下唇肌失控
颏肌	降下唇肌	降下唇肌失控

唇纹

　　口轮匝肌是口周肌群的组成部分，是位于口唇内的环形肌，由围绕口裂的数层不同方向的肌纤维组成。其主要作用是闭唇，并参与咀嚼、发音等功能。口轮匝肌与面部的颊肌、颏肌、三角肌、下唇方肌、颧肌、笑肌、上唇方肌、口角提肌（尖牙肌）等共同组成人体下面部的表情肌。人们通过表情肌的收缩、舒张来表达喜、怒、哀、乐等各种感情。口轮匝肌的主要作用是保持上、下唇以及面部的正常形态，闭唇或使唇突出，做努嘴、吹口哨，以及协助吸吮、吞咽、咀嚼等功能，它在发音、语言等方面也有着协同的作用。

临床表现

口轮匝肌反复收缩，在上、下唇形成垂直的皱纹，称为"吸烟纹"（图5.3）。这些皱纹可能是吸烟导致的，也可能出现在那些经常使用吸管或哨子的人群中，或是严重光老化损害形成的。这些皱纹会使面部显得老态，对于女性来说，这影响化妆涂抹口红的效果。

位置和剂量

唇部常规的注射点有4～6个，上唇4个点、下唇2个点。上唇注射点应位于唇线外缘5mm以内，在人中两侧（禁止注射人中）均匀分布，距角联合1.5cm。皮下注射1～2U［保妥适（Botox）/西玛（Xeomin）］或2U［丽舒妥（Dysport）］（图5.4）。总量6～8U，先注射上唇，必要时在下唇加2个注射点。

图 5.3　口轮匝肌的活动

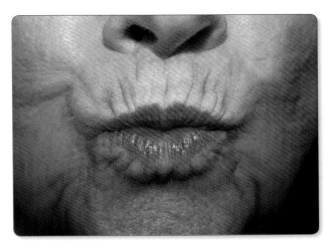

图 5.4　口周注射部位

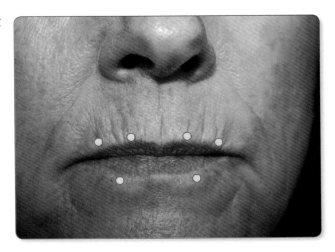

方法

我们应用1U的肉毒毒素［保妥适（Botox）/西玛（Xeomin）］或2.5U的肉毒毒素［丽舒妥（Dysport）］在上唇线边缘进行4点注射。同样，必要时在下唇加2点注射。

临床结果

唇部口轮匝肌区域反复进行肉毒毒素注射联合透明质酸填充可使垂直皱纹淡化，患者会感到上唇和下唇更加丰满。

风险和建议

口轮匝肌的注射应由经验丰富的医生操作。如果口轮匝肌过度麻痹，患者可能会出现流口水、发音不准确或者失去控制嘴唇的能力。对于鼻小柱基底部与上唇之间距离较长的患者，注射可能导致上唇变平和延长，外观更难看。注射下唇时，注射点应在唇红缘附近，以免影响降下唇肌的功能，造成不对称微笑（图5.5）。尽量低剂量保守注射，可从2个注射点开始，并在首次注射后2周面诊回访，以评估是否需要补充注射。

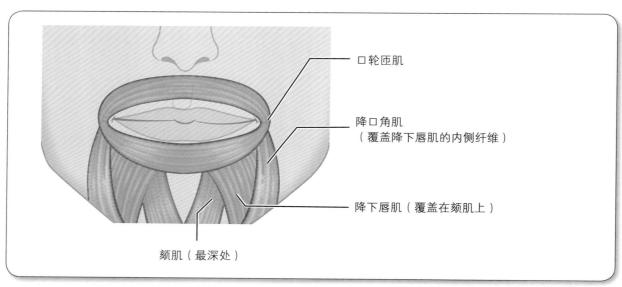

图5.5 口轮匝肌解剖图

颏肌

颏肌：向上、向内活动颏部软组织；上提下唇中央部；与口轮匝肌协调，辅助形成噘嘴动作。这块肌肉起于下门牙齿根部的下颌骨下方，覆盖颏部，止于口轮匝肌下方的皮肤。

临床表现

当噘嘴时，一些患者在静态时也会出现下巴颏凸不平的形态，呈"核桃样外观"，这会出现不均匀皮肤皱纹的不良影响。

位置和剂量

专家组建议注射方法有2种：下颌骨中线1点注射和下颌骨中线旁开0.5mm隆突处2点注射。为了便于定位，应使患者噘嘴突出下唇，以观察颏肌收缩外观。深层肌肉内注射5～10U［保妥适（Botox）/西玛（Xeomin）］或10～20U［丽舒妥（Dysport）］。

方法

我们发现2点注射通常比单点中线注射的效果更好。我们在隆突处每点注射2～4U［保妥适（Botox）/西玛（Xeomin）］或5～10U［丽舒妥（Dysport）］（图5.6）。

临床结果

注射颏肌可稍微延长下颌和改善"核桃样外观"，使皮肤更加光滑。此外，在那些产生了较深的皱纹患者中，可使颏肌松弛变软、皱纹变浅。

图 5.6　颏肌的注射位置

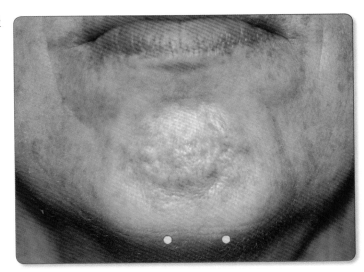

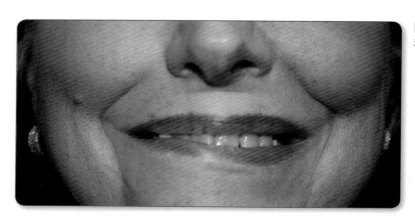

图 5.7 注射颏肌所致右侧降下唇肌不对称的副作用

风险和建议

降下唇肌与颏肌毗邻，位于颏肌的外侧。在注射颏肌的时候，如果药物注射或弥散到降下唇肌，可导致下唇向对侧歪斜，微笑不对称，可能会流口水（图5.7）。不同患者颏肌的肌肉发达程度差异较大，所以建议在2周内让患者复诊，重新评估是否需要补充注射。

降口角肌

降口角肌（DAO）又叫口角三角肌，系口周围肌之一。此肌位于口角下部的皮下，为三角形的扁肌，起自下颌骨的下缘，肌纤维斜向上内方走行，遮盖颏孔，逐渐集中于口角，部分肌纤维终于口角皮肤，部分肌纤维移行于犬牙肌，部分在上唇移行于口轮匝肌。此肌收缩时，可使口角下垂。

临床表现

降口角肌的收缩导致口角下垂，会给人一种衰老、沧桑、悲伤、疲惫甚至愤怒的感觉（图5.8）。降口角肌发达的人通常会较早出现木偶纹。

位置和剂量

降口角肌的肉毒毒素注射有一定难度，原因之一在于其内侧边缘与降下唇肌重叠，原因之二在于其外侧边缘邻近笑肌、颧大肌和颈阔肌。注射前准确定位降口角肌是关键。有不同的方法来定位降口角肌：让患者咬紧牙关以找到咬肌并向内侧1cm注射；或者在鼻唇沟延长线与下颌骨边界交点内上侧定点皮下或肌内注射，定位略高于下颌缘。推荐剂量为每侧2～3U［保妥适（Botox）/西玛（Xeomin）］或5～10U［丽舒妥（Dysport）］（图5.9）。

图 5.8（a）在休息时降口角肌的状态。（b）在运动中降口角肌的状态

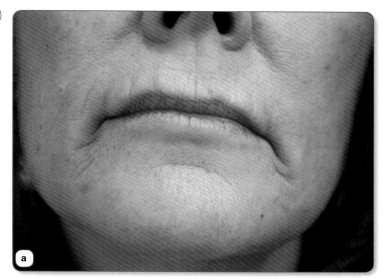

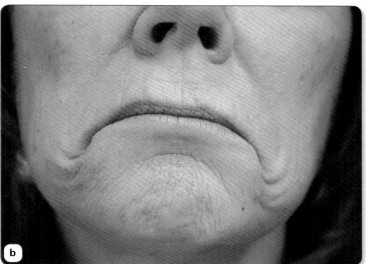

图 5.9　降口角肌的注射位置

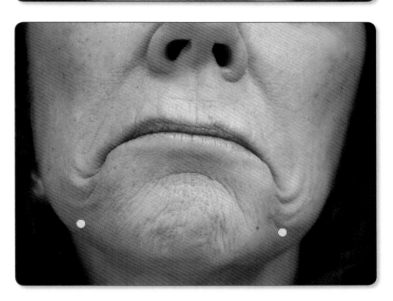

方法

我们经常要求患者咬紧牙关，以更容易地确定降口角肌注射点位的位置。每侧注射2U［保妥适（Botox）/西玛（Xeomin）］或5U［丽舒妥（Dysport）］。

临床结果

降口角肌的弱化会导致嘴角变平或向上翘起，去掉脸上的"悲伤"表情。此外，如果降口角肌是形成木偶纹的原因，注射降口角肌，木偶纹的深度和严重程度也会得到改善。

风险和建议

降口角肌与降下唇肌（DLI）毗邻，应将药物精确注射到降口角肌中，避免药物注射或弥散到降下唇肌。DLI起于下颌骨的下缘，肌纤维斜向上内方走行，止于下唇的皮肤。如果注射在DLI，患者可能会出现不对称的笑容，发音不准确，或者会流口水。

另外，如果患者希望口角有显著的变化，可以将注射点定位在降口角肌的内侧部分。如果患者想改善下颌线，可以将注射点定位于降口角肌外侧部分。

露龈笑

提上唇肌（LLS）和提上唇鼻翼肌（LLSAN）收缩时提起上唇。尽管最近的文献提出，提上唇肌和颧肌也有提拉上唇的作用，但提上唇鼻翼肌通常被认为是抬高上唇时要治疗的肌肉。提上唇肌起于上颌眶下缘，止于上唇外侧皮肤。提上唇鼻翼肌起于上颌内侧，止于鼻翼外侧和上唇中段皮肤（图5.10）。

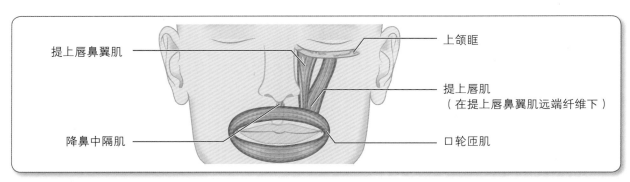

图5.10　肌肉运动促进露龈笑的形成

临床表现

当微笑时，提上唇肌的收缩导致上牙龈暴露，被称为"露龈笑"。

位置和剂量

目标肌肉是提上唇鼻翼肌。通常注射1～2U［保妥适（Botox）/西玛（Xeomin）］或每侧注射2.5～5U［丽舒妥（Dysport）］。应注射于骨膜上方深处，位于上颌内侧与鼻翼之间。如果患者微笑不对称，则可以补充调整。

另一种治疗方法是放松部分颧大肌，使外侧上唇皮肤放松，覆盖牙龈。

方法

注射肉毒毒素通常是治疗露龈笑的首选。将肉毒毒素注射在远端鼻翼皱褶的两侧，也指由鼻唇沟和鼻翼形成的V形处。通常每侧注射2U就足够了。如果嘴唇没有得到足够的放松，可以给位于鼻小柱正下方的降鼻中隔肌注射1～2U的肉毒毒素。

临床结果

应用肉毒毒素注射放松提上唇肌肉群，减少对上唇的提拉力，微笑时牙龈显示率可得到很大改善，显得微笑更为优雅。

风险和建议

矫正露龈笑是有一定难度的注射技术，应该由经验丰富的医生来操作。如果向提上唇鼻翼肌注射过多，提上唇肌可能会受到影响，上唇皮肤可能会完全变平。注射时一定要触到鼻腔侧壁与上颌骨之间的凹槽，不要往外侧注射。如果你经常把肉毒毒素注射在鼻翼远端的侧缘，应注意常规回抽，避免注射到血管内。注射时应格外小心颧大肌，因为即使是中等剂量的颧大肌注射也会导致肌肉完全瘫痪。

结论

在中下面部使用肉毒毒素是一种塑造对称、紧致轮廓的无创方法。由于少量的肉毒毒素会对下面部产生显著的变化，因此应注意从低剂量开始，并始终尊重解剖结构（表5.4）。我们可以从上述内容中确认，可以使用多个方法来获得相同的结果。尽管不同医生的稀释浓度差异很大，但推荐的剂量仍然相同（表5.5）。随着肉毒毒素使用的不断进展，注射技术将得到改进，新的治疗方法被引入，将提供一个不断变化且令人兴奋的治疗环境。

表5.4 注射时的注意事项

剂量从低到高：尽可能使用最少的单位。如有必要，在2周内将患者送回医院并重新进行评估
在继续之前，设定合理预期
除了颈阔肌皮内注射外，大多数注射都是肌肉注射
注射后应对注射部位给予一段时间的压力，这对于减轻和避免淤青有很大帮助
如果医生未开处方，请患者在注射前2周内避免服用阿司匹林，注射前10天内避免服用非甾体消炎药，以及注射前2天内避免饮酒
在注射前，务必确定关键的标志和相关的解剖结构

表5.5 稀释的建议

肉毒毒素	保妥适（botox）（100U/瓶）	西玛（Xeomin）（100U/瓶）	丽舒妥（Dysport）（300U/瓶）
药品说明书	2.5mL 不含苯甲醇的0.9%氯化钠注射液稀释	2.5mL 不含苯甲醇的0.9%氯化钠注射液稀释	2.5mL 不含苯甲醇的0.9%氯化钠注射液稀释
每0.1mL含BTX-A剂量	4U/0.1mL	4U/0.1mL	12U/0.1mL
作者的方法	5mL 含苯甲醇的0.9%氯化钠注射液稀释	5mL 含苯甲醇的0.9%氯化钠注射液稀释	6mL 含苯甲醇的0.9%氯化钠注射液稀释
每0.1mL含BTX-A剂量	2U/0.1mL	2U/0.1mL	5U/0.1mL

参考文献

[1] Salasche SJ, Bernstein G, Senkarik M. Surgical anatomy of the skin. East Norwalk, CT: Appleton & Lange, 1988.
[2] Park MY, Ahn KY, Jung DS. Botulinum toxin type A treatment for contouring of the lower face. Dermatol Surg 2003; 29:477–483.
[3] Carruthers J, Glogau R, Blitzer A, the Facial Aesthetics Consensus Group Faculty. Advances in facial rejuvenation: botulinum toxin type A, hyaluronic acid dermal fillers, and combination therapies – consensus recommendations. Plast Reconstr Surg 2008; 121:5S–30S.
[4] Ascher B, Talarico S, Cassuto D, et al. International consensus recommendations on the aesthetic usage of botulinum toxin type A (Speywood unit) – part II: wrinkles on the middle and lower face, neck and chest. J Eur Acad Dermatol Venereol 2010; 24:1285–1295.
[5] Kim KS, Byun YS, Kim YJ, Kim ST. Muscle weakness after repeated injection of botulinum toxin type A evaluated according to bite force measurement of human masseter muscle. Dermatol Surg 2009; 35:1902–1907.
[6] Kane M, Donofrio L, Ascher B, et al. Expanding the use of neurotoxins in facial aesthetics: a consensus panel's assessment and recommendations. J Drug Dermatol 2010; 9:s7–s22.
[7] Carruthers J, Fagien S, Matarasso S, the Botox Consensus Group. Consensus recommendations on the use of botulinum toxin type A in facial aesthetics. Plast Reconstr Surg 2004; 114:1S–22S.
[8] Cohen JL, Dayan SH, Cox SE, et al. OnabotulinumtoxinA dose-ranging study for hyperdynamic perioral lines. Dermatol Surg 2012; 38:1497–1505.
[9] Semchyshyn N, Senglemann RD. Botulinum toxin A treatment of perioral rhytides. Dermatol Surg 2003; 29:490–495.
[10] Carruthers J, Carruthers A. Aesthetic botulinum A toxin in the mid and lower face and neck. Dermatol Surg 2003; 29:468–476.
[11] Mazzuco R, Hexsel D. Gummy smile and botulinum toxin: a new approach based on the gingival exposure area. J Am Acad Dermatol 2010; 63:1042–1051.
[12] Rohrer TE, Cook JL, Nguyen TH, Mellete Jr JR. Flaps and grafts in dermatologic surgery. Philadelphia, PA: Saunders Elsevier, 2007.

第 6 章

颈部、胸部及下颌轮廓注射

Anthony P. Sclafani, Gregory Dibelius

引言

A型肉毒毒素（BTX-A）目前已经被广泛应用于改善中上面部的动态皱纹，随着适应证不断扩大，BTX-A也逐渐被应用到颈部和下颌轮廓的改善中，但这部分区域的使用经验相对较少。如果仅强调上面部年轻化的重塑，可能会导致面部各亚单位结构间的不平衡，Brandt和Bellman首次将BTX-A成功运用于颈部年轻化，而这一部位的老化重塑曾一直是整形外科医生美学治疗的难点。随着BTX-A新技术的发展，颈部年轻化成为一个复杂且具多面性的临床挑战。本章旨在描述BTX-A在颈部、胸部及下颌轮廓美容治疗中的作用，包括与手术和非手术重塑技术联合治疗的重要性，以及为患者选择合理的治理方案的关键点。

颈部

颈部的美学认识

正确认识颈部美学解剖特征是制定合理治疗方案的前提。1980年，Ellenbogen和Carlin为外科重塑颈部年轻化制定了标准。这些标准包括清晰的下颌骨下缘、舌骨下凹陷、可见甲状软骨、胸锁乳突肌前缘与颏下线形成90°角、颈颏角为105°～120°（图6.1）。尽管临床医疗设备已经取得长足发展，但这些标准仍适用于现代医学颈部美学重塑参考。

解剖学

颈阔肌是一对薄而宽的扁平肌，起自三角肌和胸大肌表面的筋膜，其纤维向上延伸至下颌骨下缘，并进一步向上与浅表肌肉筋膜系统（SMAS）和口周面部肌肉组织交叉（图6.2）。肌肉走行于皮下，由颈浅筋膜包裹，受面神经颈支支配。解剖研究表明，颈阔肌以3种形态在中线交叉（图6.3）。2种不同的脂肪沉积与颈阔肌有关：颏下脂肪垫（前）和颈下脂肪垫（后）。脂肪的体积和分布因年龄、种族、性别和病理过程等因素的不同而有差异。

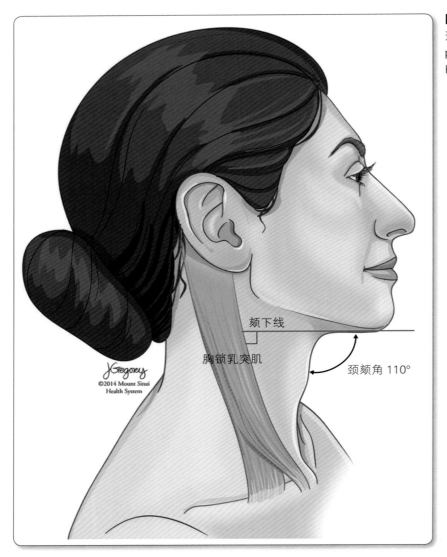

图 **6.1** Ellenbogen 和 Carlin 描述的颈部轮廓的美学认识（With permission from Mount Sinai Health System）

颈部颈筋膜深层有气管、食管和神经、血管等重要的结构。其浅层中，颈前静脉和颈外静脉在颈中筋膜上以头向内的方向分布，覆盖胸骨舌骨肌、甲状腺肌、肩胛舌骨肌和胸锁乳突肌。

更重要的是，颈阔肌的上止点是颈部与下颌线会合处。这个区域的表面解剖标志很复杂，主要是强健的肌肉组织，包括口轮匝肌、笑肌、降口角肌（DAO）、颧大肌、颧小肌、提口角肌、提上唇肌（LLS）、提上唇鼻翼肌（LLSAN）、降下唇肌（DLI）和颏肌（图6.4）。颈阔肌与降口角肌、降下唇肌和颏肌一起组成功能性降肌组。这些肌肉以及成对的二腹肌、下颌舌骨肌和下颌腺共同构成了下颌轮廓。

颈部的表面解剖结构与下颌骨相融合。这一术语所指的区域与女性服装设计的领口是一致的，包括对应区域的上胸部、胸部、颈部和肩部的区域。这个区域的解剖标志比较模糊，因为这一区域的皮肤更易受光损伤。与面部皮肤相比，表皮和真皮薄，含毛囊皮脂腺单位少，使得皮肤修复能力相对较弱。

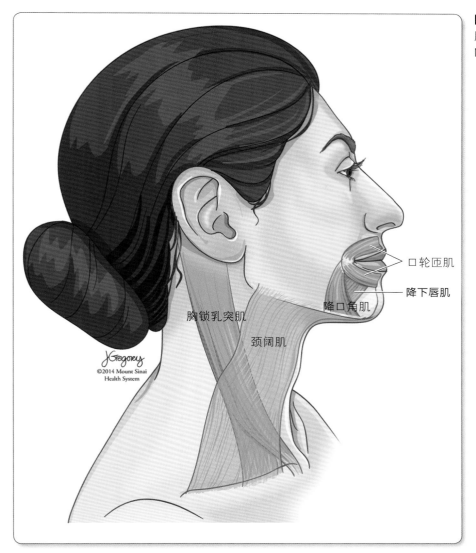

图 6.2　颈阔肌与下颌线：降肌 组（With permission from Mount Sinai Health System）

口轮匝肌

降下唇肌

降口角肌

胸锁乳突肌

颈阔肌

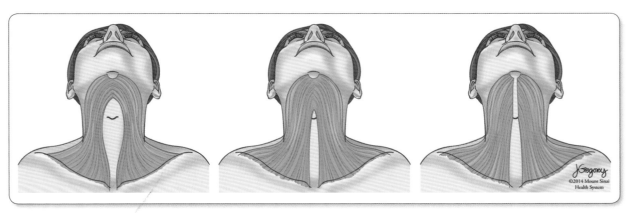

图 6.3　颈阔肌交叉模式。左图：Ⅰ 型，内侧纤维在舌骨上区域分离，在颏下区域交叉；中图：Ⅱ 型，内侧纤维在甲状软骨水平处交叉，在颏下区域形成一条肌肉带；右图：Ⅲ 型，纤维不会交叉。Ⅰ 型最常见（75 %）（With permission from Mount Sinai Health System）

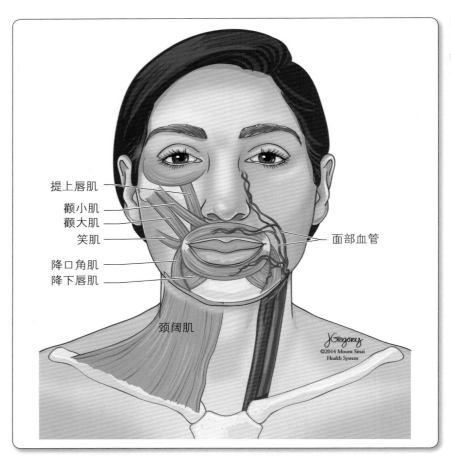

提上唇肌
颧小肌
颧大肌
笑肌
降口角肌
降下唇肌
面部血管
颈阔肌

图 **6.4** 相关的面部肌肉组织（没有提上唇鼻翼肌和颏肌）（With permission from Mount Sinai Health System）

颈部老化的分类

所有组织衰老的特征是形态和功能逐渐丧失，下面部和颈部衰老时更为突出。对于颈部这一区域的衰老迹象，需要从皮肤、肌肉和脂肪这3个关键的层次分别进行考虑。皮肤的慢性改变包括随着时间的推移，胶原蛋白和弹性蛋白流失，还包括慢性光损伤、皮肤松弛增加、弹性丧失和因为面部这个联系区域的重力协同作用导致局部体积减小。颈横纹是因颈部SMAS带反复折叠造成的皮肤压痕。颈阔肌张力下降，分裂成垂直的松弛肌肉束，肌肉收缩时更明显；肌肉可能变得持续活跃，为了对抗肌肉张力的变化和下垂的软组织，颈阔肌带的收缩更为突出。此外，收缩的颈阔肌向下拉会导致面部下垂和下颌下垂，也失去了年轻皮肤和软组织的适当支撑。随着纤维组织间连接逐渐减弱，颏下脂肪下垂，成对的颈阔肌带游离缘持续可见。胸部皱纹也可能与颈阔肌在第2肋间隙的起止点向下的延伸有关。此外，前胸的皮肤变薄，易受光损伤，老化的迹象明显。

根据这些原则，依据不同的分期对老化的颈部进行分类。Dedo在1980年提出了一个用于颈部的6阶段老化分类（图6.5）。同样，Brandt和Bellman概述了一个4阶段分类来量化颈部老化的状况。临床上使用这些分类和其他分类可帮助给药和预测治疗的有效率。

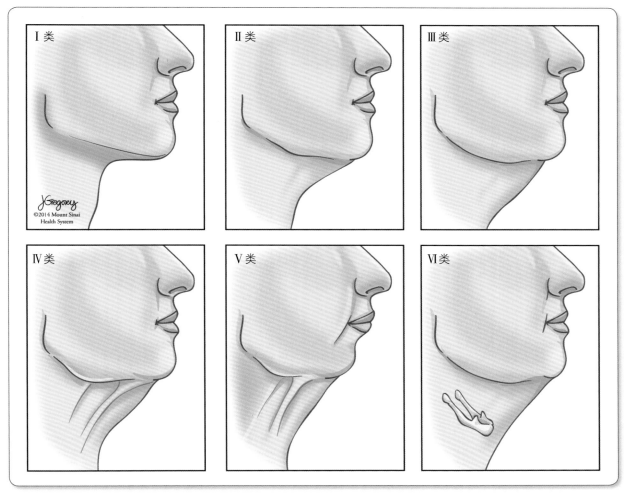

图 6.5　老化颈部分类。Ⅰ类：小且畸形；Ⅱ类：皮肤松弛；Ⅲ类：颏下脂肪堆积；Ⅳ类：颈阔肌带状；Ⅴ类：下颌后缩；Ⅵ类：舌骨位置低（With permission from Mount Sinai Health System）

注射技术

颈横纹或"项链样"横纹（图6.6）垂直于颈阔肌的肌纤维走行，也是颈部脂肪增多的常见特征。沿颈横纹，进行小剂量的皮内注射，每次注射总剂量为15 ~ 20U。一些临床医生也推荐使用真皮填充剂联合注射。

在矫正颈阔肌带之前，患者以直立位进行检查评估，同时紧咬并露出下颌牙齿，绷紧颈部肌肉。因此，在动态下可以看到垂直的肌肉带。医生捏住肌肉条索带，并沿着此条索带每隔1 ~ 2cm注射至真皮深部，每条带2 ~ 7个注射点，每个注射点注射2 ~ 10U（图6.7）。建议每次治疗注射25 ~ 40U（女性30U，男性40U）。应该注意的是，颈部小剂量注射比过度注射更安全。

理想的注射对象应具有明显的条索带、良好的皮肤弹性和较少的颈部脂肪堆积。而对于那些有双下颌和骨吸收的颈部，或是有松弛严重的颈阔肌带的人群，BTX–A注射后可能会有加重现象。非除皱手术适应证的年轻患者，其条索带明显，值得推荐采用此注射技术。同样，条索带不对称或下颌脂肪下垂的患者在除皱或吸脂手术后进行BTX-A"修饰"注射，可谓是锦上添花。此外，因任何原因不适合进行手术的患者，也是注射BTX-A的适应证。

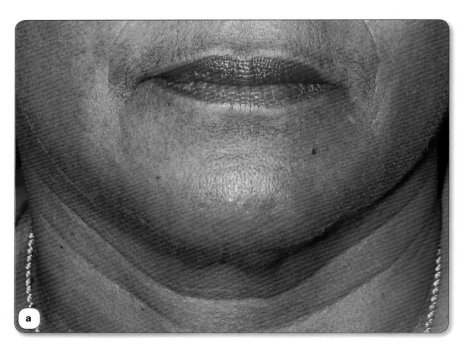

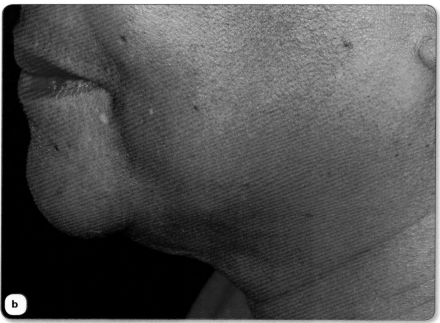

图 6.6 （a、b）颈横纹是由颈部皮下 SMAS 与颈部连接组织弹性改变引起的

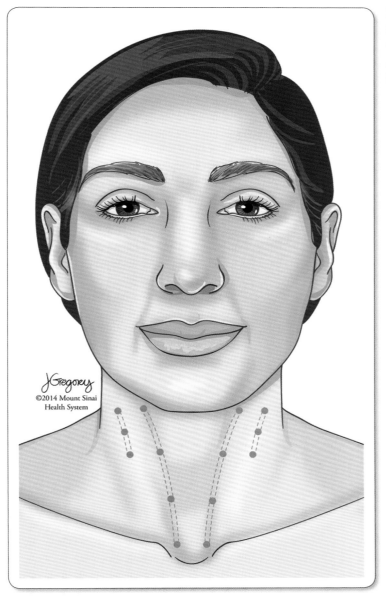

图 6.7　用于治疗颈阔肌带的注射点位沿着颈阔肌带的垂直长度以 1 ~ 2cm 间隔，每个点位注射 2 ~ 10U 的肉毒毒素，注入真皮深层中（With permission from Mount Sinai Health System）

　　注射起效后可见肌肉松弛和SMAS提升。通常在治疗后3 ~ 5天会出现颈部肌无力，并在随后的几周内持续加重。各种因素导致注射部位效果维持时间相对不太一致，4 ~ 6个月后可再次进行注射。颈部比口周治疗的作用持续时间更长，可能与颈部使用的高剂量有关。

下面部 / 下颌轮廓及联合治疗的作用

　　颈阔肌与下颌骨的浅表解剖结构相连，起着牵拉面部的作用。在研究初期，Brandt和Bellman注意到注射颈阔肌抬高了下颌线，这证实了两者间的功能联系。其他作者对于注射颈阔肌对下颌线影响的看法更为模棱两可。颈阔肌纤维与降口角肌交叉，并已证实了二者的临床功能相关性，特别是在具有颈阔肌带和伴随口角下垂的患者中。

　　如想取得良好的疗效，必须考虑将颈阔肌治疗与降口角肌治疗相结合。理想情况下，肌肉的注射点位要低于颏神经孔，以避免肉毒毒素弥散或注射入口轮匝肌或降下唇肌。肌肉的触诊对于确保准确注射至关重要。如果需要进行更高精确度的注射，应在浅层进行皮下注射。降口角肌单侧剂量为1~2U/点（图6.8）。在BTX-A治疗后2周，可以联合填充剂注射修饰软组织缺失。在复杂的口周区域注射时要小心谨慎，必须注意口周肌肉之间的平衡，因为不明智的注射BTX-A可能会导致嘴唇褶皱加深，微笑不对称，或功能上的无能，进而导致演讲和吞咽困难。

　　除了表情肌运动控制外，成功的下面部年轻化治疗还包括恢复软组织的体积。因此，使用可注射真皮填充物与BTX-A的联合治疗成为该部位的常规治疗方法。优点是联合BTX-A的使用，填充物的"保持时间"相应延长。下面部应该作为一个整体来处理。患者通常会专注于唇部的改善，但单纯给予唇部的治疗不会产生最佳效果。因为BTX-A会影响下颌线和下面部的提升，同时需考虑对嘴角和鼻唇沟进行软组织修复注射填充，以实现立体的年轻化重塑。Carruthers J. 和Carruthers A. 在一项纳入90名患者的试验中进行了验证，该试验在具有前瞻、单盲、随机、多中心的平行组研究中对下面部联合治疗进行了第一次评估。该试验显示，与两组患者相比，BTX-A（保妥适，美国艾尔建公司）和透明质酸填充剂联合治疗比单一疗法更具优势。在颈部，一些临床医生认为，在治疗颈横纹时，联合治疗更具优势，并且在用肉毒毒素治疗颈阔肌带时，有助于改善颏下区域。应建议患者联合采用多种治疗和修饰方式，以达到最佳效果，传统方式如前所述。关于可注射填充剂和注射技术的全面讨论超出了本章的范围，在此不做论述。

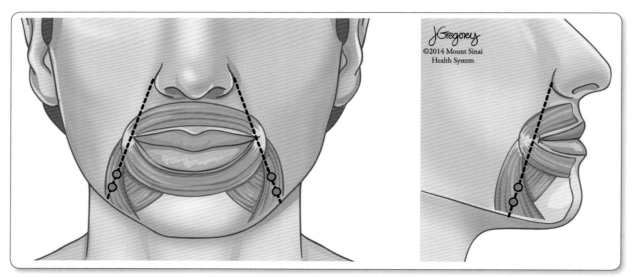

图 6.8　在颏神经孔后方浅表进行降口角肌注射，避免肉毒毒素注射或扩散至复杂的口周肌肉组织（With permission from Mount Sinai Health System）

另一种使用BTX-A治疗下颌轮廓的新方法是奈费尔提蒂拉皮术（Nefertiti lift）。这项技术通过减弱颈阔肌的力量，使下面部的肌肉向嘴部靠近（图6.9）。它的目的是提升和改善下颌骨边缘的清晰度，提升嘴角及重新盖住下颌轮廓的皮肤，达到"微型提升"的效果。在临床评估中，要求患者取坐位，发"咿"的长音，并用力牵拉颈阔肌，使颈阔肌后垂直条索清晰可见。如果这一动作可使下颌骨边缘模糊消失，此类患者治疗的有效率将明显提高。然后要求患者收缩颈阔肌以方便注射。沿下颌骨下缘和上后缘的边界以1~2cm的间隔，在多个点位每点皮内注射2~3U，每侧共计15~20U。在鼻唇沟褶皱后面进行注射以避免注射入鼻唇沟并产生不对称的微笑。这项技术不适用于那些没有突出的后颈阔肌带、颈阔肌向下拉力较弱的患者以及那些因过多的颏下脂肪和严重双下颌而遮盖下颌骨边缘的患者。

掌握颏下颈阔肌的解剖结构有助于合理地去除多余脂肪，并有助于评估单纯注射BTX-A减少颏下脂肪堆积的治疗效果。Ⅱ型颈阔肌，即下颌骨下区域被交叉的肌纤维所覆盖，单独注射可能取得较好的疗效。而Ⅲ型颈阔肌，在该区域肌纤维缺失的情况下，可能需要进行颏下抽脂。一些作者认为，颈阔肌交叉模式可能与临床无关，而肌肉的肥大和松弛是导致双下颌的主要原因。这些前内侧纤维有助于维持颏下区域的解剖结构，并是形成内侧颈阔肌带的解剖学基础，这是行许多颈部成形术要掌握的重点。

手术曾经是重塑颈部年轻化的唯一选择。现在，它一样占据重要位置，仍然被认为是治疗"金标准"。了解哪些患者更适合外科手术，对医生如何选择微创或非创伤性年轻化技术至关重要。手

图 6.9　奈费尔提蒂拉皮术（Nefertiti lift）。以图坦卡蒙的母亲、埃及法老阿肯那顿的妻子奈费尔提蒂的名字命名。"微型提升"是通过改变下面部肌肉力量来实现的。如图所示，每个点位注射 2 ~ 3U（With permission from Mount Sinai Health System）

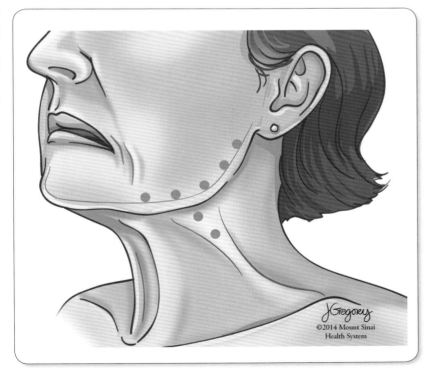

术选择包括颏下吸脂术、颈阔肌折叠术以及传统颈部和面部提升术，每种技术都有多种组合方式。其他选择包括下颌下腺切除术和二腹肌轮廓塑形。颏下脂肪抽吸可以解决颈阔肌浅表的颏下多余的脂肪，但不能解决可能存在于更深层面的脂肪。颈阔肌成形术的目的是通过折叠内侧颈阔肌纤维来重塑颈颌角。这些技术代表了可同时使用的微创外科技术，因此可能对许多患者来说是理想的，但这种技术受皮肤的过度松弛和/或严重侧下颌的限制。在这些情况下，如果采用单一疗法进行治疗，可能会使颈部轮廓恶化。皮肤松弛可以通过传统的颈部提升手术来矫正，而侧下颌最适合同时进行面部提升。术后偶尔会发现颈阔肌带得到改善。这些患者可能是进行二次手术矫正或注射BTX-A修饰的理想人选。

胸颈部

胸颈部正成为肉毒毒素注射技术的一个重要研究热点区域。该区域因为长期光损伤的缘故老化明显，出现皮肤松弛、皱纹、色素沉着变化、红斑、粗糙和毛细血管扩张等现象。过去，此部位的重塑方式多采用注射填充剂、化学换肤、强脉冲光、光动力、点阵激光和硬化疗法等。BTX-A成为一个相对较新的治疗选择，且已彰显出优势趋势。在一项小型研究中，Becker Wegerich等描述了将BTX-A（保妥适，美国艾尔建公司）注射到胸部，抚平垂直和水平的皱纹，取得较好的疗效，且在14天后几乎没有不良反应。随后，Ascher等发表了关于在颈部和胸部使用肉毒毒素的国际共识建议。在临床评估期间，指导患者穿过他们的手臂以帮助触诊下颈阔肌和内侧胸肌纤维。呈V形注射，每个注射点注射7.5 ~ 10U，每次注射剂量共计75 ~ 120U，注射深度应至少为4mm（图6.10）。临床医生需要意识到，由睡眠习惯或重力引起的线条不太可能通过这种干预得到改善。总的来说，在胸颈部注射是一种非常安全的技术。并发症包括淤青、注射疼痛和红斑。

皮内注射 BTX-A（微针美塑）

专家们提出使用BTX-A注射的新建议，其使用小剂量的BTX-A来影响皮肤胆碱能靶标（竖毛肌、皮脂腺、角质形成细胞）。这种技术可治疗多汗症和痤疮，缩小面部毛孔和减少皮脂分泌，并对细纹实现"皮肤提升"效果，这种技术被称为"Mesobotox"。尽管一些作者报道了这种技术在各种适应证方面的成功应用，但文献中主要是经验之谈。虽然这种技术是安全的，但Kapoor等进行的一项双盲法前瞻性分割试验研究表明，除了皮肤点刺效应，即由机械微创伤引起的胶原形成和炎性变化之外，这种技术可能没有任何益处。

图 6.10　胸颈部注射。如图所示，每个注射点注射 7.5 ~ 10U，呈 V 形注射（With permission from Mount Sinai Health System）

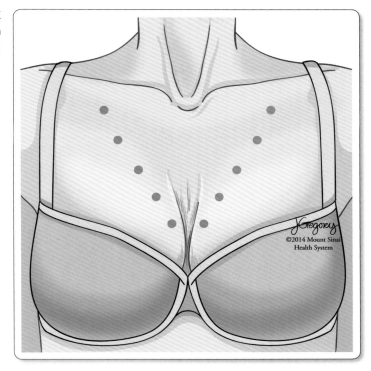

并发症

总的来说，使用本章所述的BTX-A进行年轻化治疗是一种安全且耐受性良好的技术，不会产生永久性的不良影响。但因口周复杂的解剖结构和功能，治疗时需特别注意。颈部的肉毒毒素注射技术和弥散过程是医者需要重点掌握的内容，因为吞咽肌肉与更深的静脉穿孔位置接近。因此，与皮下注射相比，我们一致推荐使用深层真皮注射。淤青和水肿通常在1 ~ 2天内消失，可通过轻柔按摩和注射后冰敷来缓解。吞咽困难、疼痛、肌无力和头痛等并发症都有报道，通常与此适应证的最初研究中使用的大剂量（高达100U）有关。如本章所述，实际操作要求使用安全有效、较小的剂量。BTX-A不应用于孕期或哺乳期女性、对白蛋白或注射的其他成分敏感的女性、患有活动性疱疹和神经肌肉疾病的患者。氨基糖苷类药物可增强BTX-A在神经肌肉交界处的作用。目前还没有关于注射BTX-A后使用化妆品过敏的报道。不建议术中使用，因为水肿和/或出血可能会影响注射的准确性。

结论

· 双下颌、颈部和胸颈部注射BTX-A虽未经FDA批准，然而，它在这些部位的注射治疗已取得良好效果（图6.11）。

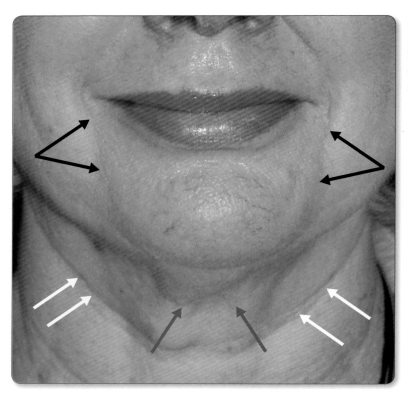

图 6.11 颈部注射的潜在部位。降口角肌注射可以消除深木偶纹（黑色箭头）；颈阔肌带（蓝色箭头）的治疗是注射到颈阔肌带中；颈纹（白色箭头）的治疗是沿着颈纹进行皮内注射治疗

· 颈部和胸颈部注射BTX–A是一种安全、耐受性良好的技术。

· 仔细选择有适应证的患者和注意操作技术。如果正确操作，颈部和肩部的BTX–A注射可以获得精细且显而易见的结果。

· 在改善颈部和胸颈部年轻化时，使用BTX–A可能联合进行填充剂注射，与手术和/或皮肤年轻化技术相结合，以达到最佳效果。

· "Mesobotox"是一种相对较新的超说明书使用技术，一些小样本报告显示有效，但还需要进行大样本循证医学观察。

参考文献

[1] Brandt FS, Bellman B. Cosmetic use of botulinum A exotoxin for the aging neck. Dermatol Surg 1998; 24:1232–1234.

[2] Ellenbogen R, Karlin JV. Visual criteria for success in restoring the youthful neck. Plast Reconstr Surg 1980; 66:826–837.

[3] de Castro CC. The anatomy of the platysma muscle. Plast Reconstr Surg 1980; 66:680–683.

[4] Carruthers J, Carruthers A. Botulinum toxin A in the mid and lower face and neck. Dermatol Clin 2004; 22:151–158.

[5] Becker-Wegerich PM, Rauch L, Ruzicka T. Botulinum toxin A: successful décolleté rejuvenation. Dermatol Surg 2002; 28:168–171.

[6] Dedo DD. 'How I do it' – plastic surgery. Practical suggestions on facial plastic surgery. A preoperative classification of the neck for cervicofacial rhytidectomy. Laryngoscope 1980; 90:1894–1896.

[7] Coleman KR, Carruthers J. Combination therapy with BOTOX and fillers: the new rejuvenation paradigm. Dermatol Ther 2006; 19:177–188.

[8] Brandt FS, Boker A. Botulinum toxin for the treatment of neck lines and neck bands. Dermatol Clin 2004; 22:159–166.

[9] Raspaldo H, Niforos F, Gassia V, et al. Lower-face and neck antiaging treatment and prevention using onabotulinumtoxin A: the 2010 multidisciplinary French consensus – part 2. J Cosmet Dermatol 2011; 10:131–149.

[10] Ascher B, Talarico S, Cassuto D, et al. International consensus recommendations on the aesthetic usage of botulinum toxin type A

(Speywood Unit) – Part II: wrinkles on the middle and lower face, neck and chest. J Eur Acad Dermatol Venereol 2010; 24:1285–1295.

[11] Carruthers A, Carruthers J. In: Dover JS (Ed.), Botulinum toxin: procedures in cosmetic dermatology, 3rd edn. London, New York, Oxford, St Louis, Sydney, Toronto: Elsevier Inc, 2013.

[12] Goldman A, Wollina U. Elevation of the corner of the mouth using Botulinum toxin type A. J Cutan Aesthet Surg 2010; 3:145–150.

[13] Kane MA. Nonsurgical treatment of platysmal bands with injection of botulinum toxin A. Plast Reconstr Surg 1999; 103:656–663.

[14] Carruthers JD, Glogau RG, Blitzer A. Advances in facial rejuvenation: botulinum toxin type A, hyaluronic acid dermal fillers, and combination therapies – consensus recommendations. Plast Reconstr Surg 2008; 121:5S–30S.

[15] Sarrabayrouse MA. Indications and limitations for the use of botulinum toxin for the treatment of facial wrinkles. Aesthet Plast Surg 2002; 26:233–238.

[16] Carruthers A, Carruthers J, Monheit GD, Davis PG, Tardie G. Multicenter, randomized, parallel-group study of the safety and effectiveness of onabotulinumtoxinA and hyaluronic acid dermal fillers (24-mg/mL smooth, cohesive gel) alone and in combination for lower facial rejuvenation. Dermatol Surg 2010; 36:2121–2134.

[17] Levy PM. The 'Nefertiti lift': A new technique for specific re contouring of the jawline. J Cosmet Laser Ther 2007; 9:249–252.

[18] Matarasso A, Matarasso SL, Brandt FS, et al. Botulinum A exotoxin for the management of platysma bands. Plast Reconstr Surg 1999; 103:645–652.

[19] Bassichis BA. Neck contouring. Oper Tech Otolaryngol Head Neck Surg 2007; 18:254–260.

[20] Raveendran SS. Rejuvenation of the neck and décolletage. PRIME J 2013; 1:18–26.

[21] Shah AR. Use of intradermal botulinum toxin to reduce sebum production and facial pore size. J Drugs Dermatol 2008; 7:847–850.

[22] Lee S. Multiple intradermal small bolus injection of botulinum toxin: The limit and the potentiality. J Cosmet Laser Ther 2012; 14:304–306.

[23] Kapoor R, Shome D, Jain V, Dikshit R. Facial rejuvenation after intradermal botulinum toxin: is it really the botulinum toxin or is it the pricks? Dermatol Surg 2010; 36:2098–2105.

第7章　多汗症患者的注射

Dee Anna Glaser

引言

　　多汗症（HH）影响了全球近3%的人口。原发性多汗症往往表现为局部出汗过多，通常好发于儿童期、青春期或青年期。最常见部位为腋窝、手掌和脚掌（图7.1），但任何区域都可能受到影响。许多患者将有多个区域受累。虽然男性和女性的患病率相似，但女性接受治疗的频率更高。本章重点介绍A型肉毒毒素（BTX-A）在多汗症中的应用，这是一种有效而安全的治疗方案。此外，继发性多汗症也可以用BTX-A进行治疗。

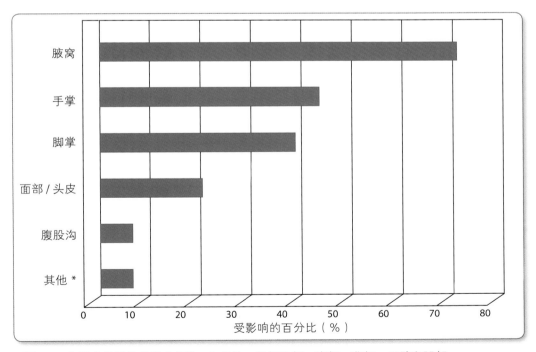

图7.1　多汗症最常见的发病部位。* 其他：包括胸部、腹部、背部、手臂和腿部

患者评估

对每一位新患者都要进行全面的病史采集和重点检查。

碘淀粉测试是确定出汗病灶区域的一种简单的评估方法。通过该测试确定所注射的区域、注射点以及BTX–A的剂量。碘淀粉测试与疾病严重程度无关，并且不可能在每次就诊时都获得阳性结果。方法步骤：将测试皮肤区清洁后彻底干燥，涂碘基制剂并待其干燥，再均匀撒玉米淀粉在该区域，3～5min内，外分泌汗腺管口附近应形成紫色至黑色的点。未成年人的碘淀粉测试使用蓖麻油中的碘。作者使用改良的碘淀粉测试，如用甜菜碱替代聚维酮碘制剂（图7.2）。

应用多汗症疾病严重程度量表（HDSS）是一种经过验证的主观测量方法，用于量化患者的症状和疾病对日常生活的干扰，评分范围为1～4分（表7.1）。分数越高，疾病对日常活动的干扰越大，并且出汗更难以忍受。在实践中，HDSS是对疾病严重程度和治疗结果的良好评估。患者在治疗前HDSS≥3并不少见，一般将治疗后HDSS≤2定义为治疗成功。

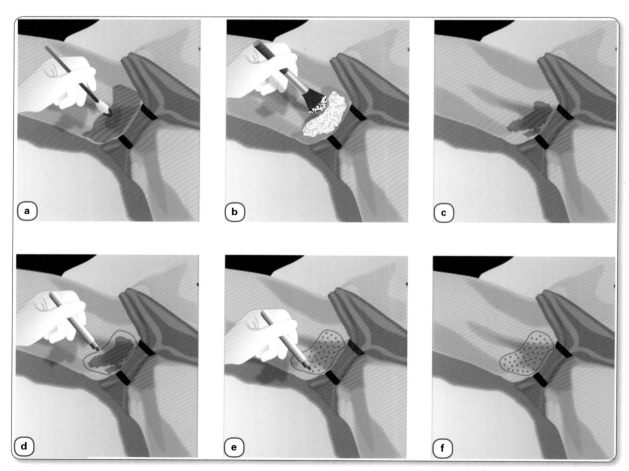

图7.2 碘淀粉测试。（a）将甜菜碱刷在皮肤上，让皮肤干燥。（b、c）然后把玉米淀粉撒在皮肤上。（d～f）当汗液与碘淀粉制剂相互作用时，会出现紫色的圆点，并画出注射区域

表 7.1 多汗症疾病严重程度量表（HDSS）

HDSS 评分	影响程度
1 分	轻微，没有影响
2 分	一般，偶尔会有影响
3 分	严重，经常会有影响
4 分	非常严重，一直会有影响

注射技术

肉毒毒素制剂

对BTX-A保妥适［ona-BoNT-A；Botox（Allergan, Irvine, CA, USA）］和丽舒妥［abo-BoNT-A；Dysport（Ipsen Ltd, Slough, Berkshire, UK）］的研究表明，两者都能有效且安全地治疗多汗症。对无辅助蛋白BTX-A西玛（Xeomin, Merz Pharmaceuticals, Frankfurt, Germany）的有限研究证明，其对腋窝和手掌多汗症有效。保妥适是FDA批准用于治疗HH的唯一A型肉毒毒素。每种产品的剂量不同，这些产品之间没有确定的剂量转换公式（译者注：目前中国只批准3种BTX-A，国产的兰州生物技术开发有限公司的衡力和进口美国艾尔建公司的保妥适，相互可以1:1等量换算，关于英国Ipsen公司的丽舒妥（Dysport）第10章有详细介绍，本章不再赘述）。作者在应用保妥适治疗多汗症方面的经验丰富。

虽然含防腐剂的生理盐水并不影响肉毒毒素的性能，还能减少注射不适感，但临床上仍推荐首选使用不含防腐剂的生理盐水（译者注：灭菌生理盐水有2种，一种含防腐剂苯甲醇，另一种不含。虽然一些研究资料显示，用含防腐剂苯甲醇生理盐水稀释BTX-A会降低疼痛感，但有一些学者认为意义不大。当然感兴趣的医生可以用2种生理盐水对比下。至于用含防腐剂苯甲醇生理盐水稀释后是否会减轻疼痛和防止配置好的药品发生细菌污染，还是会破坏肉毒毒素蛋白，都有待进一步的循证医学研究证实）。我通常使用4mL对应100U稀释保妥适，结果为25U/1mL，或2.5U/0.1mL。根据面积和预期效果，可使用其他剂量稀释。通常，BTX-A稀释剂量越大，弥散面积就越大。

注射剂制备和技术

在注射BTX-A前标记注射点有助于确保肉毒毒素均匀分布。注射点间隔通常为1~2cm，这取决于解剖区域。注射时1mL注射器需要经常更换针头，因为针头在多次注射后会变钝。通常用30G 13mm针头注射，但一些研究者报道，使用31G或32G的针头疼痛较轻。

　　一般来说，针斜面朝上，以15°～45°斜角入针，在汗腺所在的皮肤-皮下交界处注射。这使得肉毒毒素与小汗腺的相互作用最大化，并降低扩散到肌肉的风险。慢慢注射BTX-A以提供所需的剂量，然后拇指应在拔出针后按住注射点。当药物正确注入真皮时，可以看到轻微变白。

腋窝多汗症的治疗

　　BTX-A治疗腋窝多汗症安全且长效，提高了患者的生活质量。治疗前，进行碘淀粉测试，以确定注射的范围。当测试结果不确定或为阴性时，参照腋窝的腋毛分布区域画线定点标记（图7.3）。注射的疼痛感通常是很轻的，不需要使用麻醉剂，尽管有些人使用局部麻醉剂或冰袋来减轻不适。大多数人每侧腋窝需要注射12～20个点位，每点间隔1.5～2cm。初始剂量为每侧腋窝50U。

　　注射本身通常没有副作用，但是有些人会有轻度不适和暂时性淤青。大约5%的患者可以感知到代偿性出汗。大多数患者将在3～7天内反馈病情得到改善，并且大多持续时间为6～7个月，患者的效果维持时间可能会有所不同。如果患者在第2周出现腋窝出汗，则重复碘淀粉测试以寻找活动性出汗的病灶。可以在出汗区域注射5～10U。如果患者在治疗后5～6个月内复发，则后续治疗的剂量增加至200U（每个腋窝100U）。

手掌多汗症的治疗

　　用BTX-A治疗手掌多汗症比治疗腋窝多汗症需要更多的技巧。手掌的神经、血管高度集中、位置浅表，以及手掌皮肤角质层厚度不均，使治疗更具挑战性。另一个挑战涉及鱼际区域，在那里薄的皮肤覆盖着浅表的肌肉。肉毒毒素在手掌中的扩散不太一致，注射的位置靠得更近。最后，为了

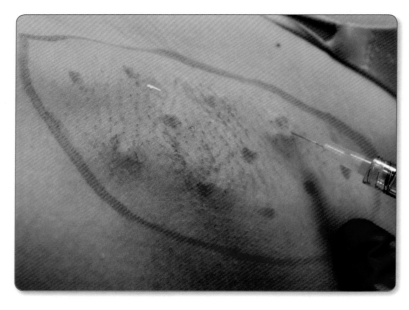

图 7.3　对腋窝进行了画线和标记，以供治疗参考。注射点位间隔均匀，以使肉毒毒素分布最佳且注射后明显可见轻微皮丘

表 7.2　手掌多汗症的常规 BTX-A（保妥适）注射剂量

手的大小	每只手 BTX-A 的剂量
很小	75U
小	100U
中等	150U
大	200U

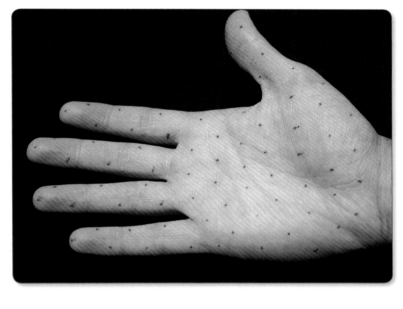

图 7.4　注射标记均匀分布，以实现最佳的肉毒毒素分布

依从性更好，通常需要控制疼痛。医生们应该努力创造出覆盖的无汗点。效果持续时间通常为5～6个月，但有差异。

一些研究者建议初始剂量为每侧手掌注射100U的保妥适，并根据反应调整剂量。我发现注射的总剂量和注射次数取决于手的大小（表7.2）。手掌上的注射点间隔为1～1.5cm，有2～3个注射点位于每个指骨近端、中端和远端。每点注射的剂量为1.25～2.5U，注射体积为0.05～0.1mL。

无须进行碘淀粉测试。手掌表面用酒精消毒并标记，以确保注射点间隔一致（图7.4）。指尖注射是最痛苦的，但是患者可以选择哪个手指开始并以哪个手指结束。为了减少肌肉扩散和随后的拇指无力，需要尽可能行浅的皮下鱼际区域注射。患者惯用的一侧手（从第5掌指关节到手腕）接受一系列注射，目的是在书写和绘画等活动中发挥最大的功能。

麻醉

为了减少治疗带来的不适，可采用了多种麻醉方式（表7.3）。冷冻麻醉是作者最喜欢的疼痛控制方式。由于疗效好、容易获得、成本低，我们更喜欢冰敷。在注射之前，冰棒敷该区域5～10s。

移开冰棒后，由于麻醉持续时间短（几秒钟），BTX-A注射应快速进行。长圆柱状冰棒可一次冷却多个注射点（图7.5），这大大缩短了注射时间。在手下面放一个吸收垫来收集融化的冰水。

神经阻滞可以在手腕处进行。在尺神经、正中神经和桡神经区域注射1%或2%的利多卡因。如果神经阻滞定位不精确，可能会无效，而且也有损伤神经的风险。预期的效果中会有暂时性的手部无力，可能会影响患者开车回家，需要由司机送回。局部麻醉剂可在注射前30～60min使用，但一般不能穿透手掌较厚的角质层。

通常情况下，仅用冰敷，注射手掌是有效的，但是用手持振动器增加振动可以进一步减轻疼痛。该理论认为，神经系统无法同时完全感知两种不同类型的感觉输入。注射前振动器可在注射部位附近振动。如果在皮肤上停留太久，疼痛控制就会减弱。

表 7.3　用于手掌和足底注射的麻醉技术

局部麻醉
冷冻麻醉
二氯四氟乙烷
液氮喷雾
冰
冷风机制造的冷空气
振动
静脉局部麻醉
全身麻醉或镇静麻醉

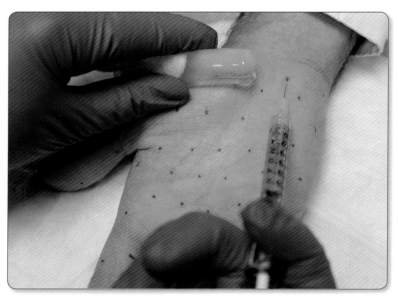

图 7.5　长冰棒可以同时冰敷多个注射点位

　　根据作者的经验，第一次手掌多汗症治疗对患者来说是最痛苦的。一旦患者完全体验到了手部干燥的好处，接下来的注射就会变得更"可以忍受"，不过仍然需要注意对疼痛的控制。

不良反应

　　治疗后的不适和淤青很常见。20%或更多患者出现肌肉无力，通常涉及拇指，拇指捏力降低。但这种副作用通常是温和的，几周内就会痊愈。在极少数情况下，肌肉无力可持续数月。患者可能会抱怨治疗后他们的手太干了。最后，可能发生部分改善这种情况，可做碘淀粉测试辅助判断汗腺分泌位置，并进行修补注射。

足底多汗症的治疗

　　足底的注射和手部非常类似。足底比较大，剂量往往略高，每侧足底注射150～200U保妥适。足底角质层厚度的变化会使注入深度发生变化。疼痛控制是一个问题，采用冰冻麻醉通常是不够的。如前所述，我们最常使用冰敷加振动缓解疼痛（图7.6）。如果使用神经阻滞，则需要阻断胫后神经和腓肠神经。在一些患者中，对于趾间缝隙，可能需要每个点注射1～2U的肉毒毒素。

颅面多汗症的治疗

　　颅面多汗症通常表现为以下4种模式中的1种：仅额头出汗，头皮周围的带状分布出汗（匐行性脱发头皮出汗），额头加匐行性脱发头皮出汗，以及前额和整个头皮出汗。其他可能涉及的区域包

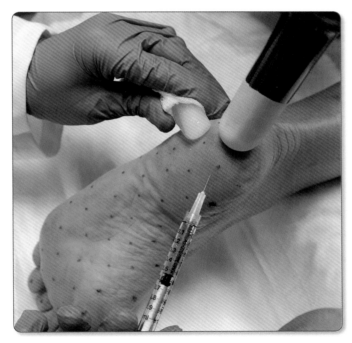

图 7.6　冰冻麻醉与振动联合用于治疗足底多汗症

括上唇、脸颊、鼻子和下颌，可能涉及多个区域。为了最大限度地提高疗效并尽量减少使用BTX-A的剂量，仅重点处理产生过多汗液的区域。对于患者来说，知道出汗的来源部位可能是一件困难的事情，因为汗液会迅速滴落并且波及整个头部/面部。碘淀粉测试可以帮助识别面部和前额的出汗区域。在长有毛发的头皮中进行碘淀粉测试是比较困难和不切实际的。需要详细询问，有时让患者在办公室锻炼，以确定出汗的区域。用BTX-A治疗颅面多汗症需要技巧和谨慎，其难度仅次于肌肉注射。重要的是要提醒患者预期的表情肌放松效果，尤其是在前额和嘴唇注射时。

在治疗之前，可以用非永久性记号笔标记注射区域，以确保注射点间隔一致（图7.7）。需要注射的次数和BTX-A的剂量随出汗的位置和模式变化而变化。最常见的是，使用4mL生理盐水来稀释100U/瓶的保妥适。对于前额，每点注射使用约0.1mL（2.5U保妥适），使向肌肉的扩散最小化。对于前额和头皮，注射点间隔为1.5~2cm；对于鼻子、上唇和下颌等区域，注射点间应更紧凑（表7.4）。

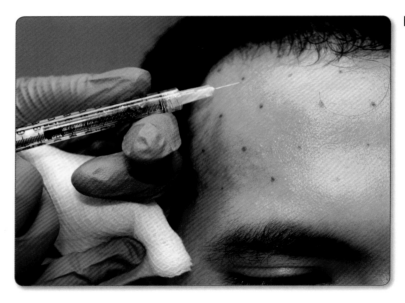

图 7.7　前额、太阳穴和前发际的注射

表 7.4　颅面多汗症的常规 BTX-A（保妥适）剂量

多汗区	每点注射量（U）	注射点间隔	每个区域的单位数*	疗效持续时间
额头和额头皮	2.5	1.5 ~ 2cm	100	4 ~ 6个月
匐行性脱发头皮	2.5	2cm	100	4 ~ 6个月
额头和整个头皮	2.0 ~ 2.5	2 cm	300	4 ~ 6个月
鼻子	1 ~ 2	0.5 ~ 1cm	10~20	3 ~ 6个月
上唇	2	0.5 ~ 1cm	10	3 ~ 6个月
下颌	2	0.5 ~ 1cm	10	3 ~ 6个月
*取决于受影响区域的大小				

不良反应

使用适当的注射技术并使用最小的有效剂量，副作用相对较少（表7.5）。即使正确执行注射，也可能在治疗部位出现肌肉无力现象。熟悉解剖结构是预防肌肉无力的关键。当注射鼻侧壁时，保持注射在内侧和浅表，以避免影响泪腺和提上唇肌。上唇下垂和鼻翼无法扩张是可能出现的不良反应。上唇注射可能导致嘴唇褶皱减少、言语困难、嘴唇下垂或口腔功能不全。下颌注射，患者可能会出现下颌下垂、口腔功能不全或不对称的微笑。

表 7.5 肉毒毒素治疗颅面多汗症的副作用

常见的副作用	罕见的副作用
淤青	萎靡不振
红斑	复视
注射疼痛	眉毛或眼睑下垂
肿胀	睑外翻
头痛	干眼症
表情不对称	口腔功能不全
感觉异常	上睑下垂

乳房下皱襞和腹股沟多汗症的治疗

乳房下皱襞或腹股沟过多出汗对患者来说非常尴尬，用BTX-A可以有效治疗。关键是要确定该区域的范围和位置。在这些区域，碘淀粉测试呈阳性对于确定所需剂量是非常重要的。如果碘淀粉测试结果不确定，作者将在整个胸部宽度范围内处理高于或低于胸下皱褶2～3cm的区域。有些患者身体中线出汗较多，可能需要包括胸骨中部区域。间隔1.5～2cm皮下注射2.5U（0.1mL）。剂量范围为每侧50～150U。

治疗腹股沟多汗症时，注射技术类似。如果碘淀粉测试结果不确定，作者将在腹股沟褶皱内侧2cm、腹股沟褶皱外侧2～3cm处注射。典型剂量为每侧50～100U（共计100～200U）。

也可以用BTX-A治疗臀沟的过度出汗。尽管可以尝试碘淀粉测试，但是很难在该区域中准确定位出汗部位。注射点间隔约2cm，避免在肛门边缘注射。应该提醒患者可能会发生大便失禁。

味觉性出汗的治疗

在唾液分泌或期待食物时，患者会在面颊出现味觉性出汗。可能是腮腺手术和面部提升手术后自主神经紊乱所致。腮腺疾病和糖尿病患者也会出现这种情况。BTX-A对治疗味觉性出汗非常有效。有效期最长可达3年，成功的关键是彻底了解肌肉组织，并精确注射在受影响的区域。必须进行碘淀粉测试，在将碘和玉米淀粉涂于耳前颊和下颌后，患者应进食或咀嚼。间隔1～1.5cm皮下注射，每点注射2.5U的保妥适或8U的丽舒妥。作者建议禁忌在颧部和笑肌注射，以防表情失调。

结论

　　使用BTX-A来治疗过度出汗几乎可以应用于身体的任何部位。由于外分泌腺位于真皮与皮下脂肪的交界处，因此注射应针对该平面。对解剖结构的良好理解至关重要。了解解剖位置的独特差异，将允许医生适当地调整剂量和注射位置。某些地方注射时需要控制疼痛，但总体而言，注射的耐受性良好。使用肉毒毒素来治疗多汗症具有极好的疗效和安全性，并且患者满意度非常高。

参考文献

[1] Lear W, Kessler E, Solish N, Glaser DA. An epidemiological study of hyperhidrosis. Dermatol Surg 2007; 33:S69–S75.
[2] Doft MA, Hardy KL, Ascherman JA. Treatment of hyperhidrosis with botulinum toxin. Aesthet Surg J 2012; 32:238–244.
[3] Rosell K, Hymnelius K, Swartling C. Botulinum toxin type A and B improve quality of life in patients with axillary and palmar hyperhidrosis. Acta Derm Venereol 2013; 93:335–339.
[4] Glaser DA, Hebert AA, Pariser DM, et al. Palmar and plantar hyperhidrosis: best practice recommendations and special considerations. Cutis 2007; 79:18–28.
[5] Hsu TSJ, Dover JS, Arndt KA. Effect of volume and concentration on the diffusion of botulinum exotoxin A. Arch Dermatol. 2004; 140:1351–1354.
[6] Murray CA, Cohen JL, Solish N. Treatment of focal hyperhidrosis. J Cutan Med Surg 2007; 11:67–77.
[7] Hoorens I, Ongenae K. Primary focal hyperhidrosis: current treatment options and a step-by-step approach. J Eur Acad Dermatol Venereol 2012; 26:1–8.
[8] Solish N, Bertucci V, Dansereau A, et al. A Comprehensive approach to the recognition, diagnosis, and severity-based treatment of focal hyperhidrosis: recommendations of the Canadian hyperhidrosis advisory committee. Dermatol Surg 2007; 33:908–923.
[9] George SM, Atkinson LR, Farrant PB, et al. Botulinum toxin for focal hyperhidrosis of the face. Br J Dermatol 2014; 170:211–213.
[10] Dorizas A, Krueger N, Sadick NS. Aesthetic uses of the botulinum toxin. Dermatol Clin 2014; 32:23–36.
[11] Glaser DA, Hebert AA, Pariser DM. Facial hyperhidrosis: best practice recommendations and special considerations. Cutis 2007; 79:29–32.
[12] Laccourreye O, Akl E, Guiterrez-Fonseca R, et al. Recurrent gustatory sweating (Frey syndrome) after intracutaneous injection of botulinum toxin type A. Arch Otolaryngol Head Neck Surg 1999; 125:283–286.

第 8 章

下面部美容：理念与方法

Steven C.C. Liew

引言

A型肉毒毒素（BTX-A）现在可以用于美容治疗范围，在过去5年里彻底改变了我们的医学美容方法。基于其在改善面部动态皱纹方面的有效性，我们在面部年轻化方面取得了长足的进展，并且开始探索一系列可以重塑、修饰甚至美化面部的方法。这使得BTX-A成为目前面部美学重塑中最有效和最强大的非手术"工具"。

目前人们正在改进新型肉毒毒素在面部治疗、眼部"提升术"以及"露龈笑"治疗中的应用。最令人激动的新进展是BTX-A在下面部重塑、提升中的美学应用，但是这一进展引起一定的争议，因为这种治疗能够重塑面部轮廓。

下面部重塑的概念

面部重塑在非手术界还是一个相对较新的概念，但整形外科医生早已在利用相关原理，这是所有面部整形手术的核心。整形手术（如面部提升）的主要目的是改善和重塑面部轮廓。通常，这将包括由于双下颌以及中面部下降到了较窄的下面部所引起的下面部肥胖的重塑，利用组织悬吊和提升来塑造丰满的中面部和流畅紧实的下颌线。

从本质上讲，任何面部年轻化或面部整容手术，无论是采用手术方法还是非手术方法，都需要对面部进行重塑。

在下面部，下颌角过度的骨性肥大与咬肌过度发达导致的"国字脸"是寻求治疗下面部宽大的主要病理表现。下颌骨截除术（含或不含切除其上覆盖着的咬肌）是缩窄和重塑下面部宽大的"金标准"。虽然它的确能够精确、永久地重塑下面部，但是仍然具有侵入性手术的所有潜在风险，其中包括轮廓不规则、骨折、神经损伤、窒息以及患者术后长时间的肿胀和停工期。

BTX-A在下颌轮廓重塑中的应用在西方国家仍处于起步阶段。但是，作者认为，既然该方法的有效性已经确立，那么对该疗法的需求将会与日俱增。此外一个更广泛的认知在于，它可能提供了一种创造理想美学的"完美美女"的非手术方法，正如作者所提倡的那样。

历史

BTX-A用于改善咬肌肥大和重塑下面部轮廓已经在亚洲人群中得到了很好的证明和证实。虽然自1994年以来，西方人群成功地使用BTX-A来矫正了咬肌肥大，以解决诸如磨牙症和颞下颌关节疼痛等功能问题，但直到2008年Liew和Dart才报道了在咬肌区域使用BTX-A来改善咬肌肥大。

作者还注意到一个有趣的现象，所有表现为宽大或"方形"的下面部的非亚裔患者（几乎所有白种人或西方血统的患者）都有磨牙症的病史（这里定义为习惯性咬牙或磨牙）。事实上，超过50%的磨牙症患者在睡眠时已经使用了防磨牙牙套，以保护他们的牙齿。相比之下，作者的亚裔背景患者（主要是最近的移民）都没有磨牙症状。因此，西方患者群体在获得了下面部美学益处外，还能缓解磨牙症状，很多报道都显示他们不再需要使用牙齿保护套。

这种下面部注射技术的有效性、安全性和长期效果现已得到很好的证实。然而，现在仍然存在一个问题：对理想的治疗结果缺乏共识。虽然对于一些医生而言，治疗的终点是"没有明显的肌肉收缩"，但作者认为，在某些情况下，这种治疗终点可能造成过度减少面部支撑结构，使面部显得憔悴，从而影响治疗的最初目的。作者认为，这种方法的目的是创造一种符合当前理想美学的下面部轮廓，而不是简单地实现最大限度地缩小面部的宽度，而不考虑更精细的美学设计。

目前面部美容的概念："美颜"

当然，美学上"理想"的面孔是一个不断变化的概念。鉴于媒体对超级模特和名人的高度关注和迷恋，以及对她们外貌的无情批评，目前理想的面部美学在很大程度上是由媒体形象塑造的，这或许并不奇怪。然而，医学美容面临的挑战是，这些照片经常用美颜软件进行数字化处理，提高了审美标准，超出了临床医生习惯的审美标准。作者为这种数字化处理的面部外观定义了一个新的名称"软件美女"（Photoshop Beauty）。这种21世纪的新的理想面部美学，其中有吸引力的面部特征被夸大，创造了一种超级美，即使是世界上最美丽的女性也是如此，在虚拟中比现实生活更有吸引力。

被美颜软件处理过的面部的一些常见特征是椭圆形的面部形状，突出的颊骨具有明确的S曲线，或者从面部斜视图上看有所谓的Ogee曲线。下面部轮廓分明，下颌轮廓紧实，眼睛看起来像亚洲人，眼角向上倾斜，嘴唇丰满，皮肤干净无瑕。

也许"软件美女"最有趣的特点之一是，不同文化和种族背景下曾经截然不同的面部美学理念如今变得模糊起来，差异不那么明显了。事实上，全球美容的概念已经成为电影、广告、化妆品和美容行业的既定标准。被广泛认为美丽的不同种族的模特和名人都拥有共同的面部特征，她们的面部形状和曲线都与"软件美女"相同（图8.1）。

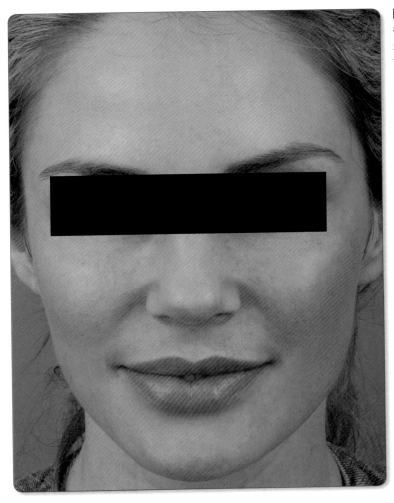

图 8.1　具有"软件美女"所有标志性特征的女性的正面视图：椭圆形的面部形状，年轻的中面部 S 曲线，"无死角美颜"的下面部

理想的下面部形状

下面部在决定整个脸形中起着至关重要的作用。虽然一个紧实而轮廓分明的下颌线条代表的是年轻和美丽，但这是一个过于广泛的概念。随着患者的期望越来越高，也对美容行业提出了越来越具有挑战性的要求，临床医生们正尽力在定义理想美学时更加准确和客观。随着行业中逐渐以非手术美容方法来达到美丽与年轻化目标，这一点变得更加重要。

为了达到美化面部的最佳效果——无论是采用手术方法还是非手术方法——我们需要了解下面部的当代美学理念。目前面部分析工具的选择是 Phi 面具。Phi 面具（美国专利号 US5659625）是由 Dr. Marquardt 博士开发的一种计算机辅助数字分析工具，它是基于黄金分割 Phi，用原始五边形复合体形成面具的基本框架。然而，虽然它是一个有用且客观的工具，可以为研究提供面部的详细分析，但它耗时长且在日常临床工作中不实用。因此需要一个更有用的、更简单的、能够应用于日常临床的，也可以方便地与患者沟通的工具。

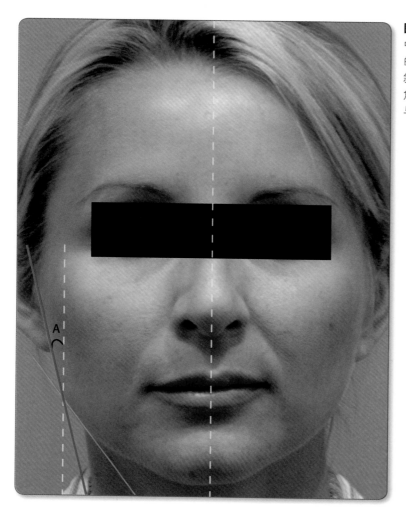

图8.2　测量下面部的角度。描绘出面部的中线（黄色虚线）。横向移位以穿过下颌骨的下颌角。然后从面颊的最侧面方向绘制斜线到下颌角（红线）。这两条线都在下颌角的顶点相交。角度 A 标记颌的垂直部分与面部中线之间的角度（下颌角度）

下颌角度测量：无死角美颜

作者设计了一种简单的下面部定量分析工具，通过使用正面部图像可以容易地测量下面部。首先，绘制一条垂直线，描绘出面部的中线。横向移位以穿过下颌骨的下颌角。然后从面颊的最侧面方向绘制一条斜线到下颌角（勾勒下面的垂直分量）。这两条线都在下颌角的顶点相交。测量下颌垂直部分与中线的倾斜角度（下颌角度）（图8.2）。

作者通过对杂志上50位著名模特和女演员的照片进行测量，得出了这一简单的下面部定量分析方法。这些模特和女演员普遍被认为很有魅力，拥有理想美女的所有面部美学特征。

衡量这些人的图像涵盖了不同种族不同国家和地区的人：亚洲人、印度人、西班牙人、盎格鲁撒克逊人、非洲人、意大利人和法国人。

尽管名人的种族背景不同，但从这些测量中可以看到清晰的模式。测量的所有50名女性的下颌角度为9°～12°。我们不可能确切地知道这些女性的面部在多大程度上被美颜软件数字化处理过。但值得注意的是，媒体和时尚产业这种专注于捕捉当代美的时代精神很有可能会在不知不觉中直观地开发出一种理想美女的模板。我将此称为"无死角美颜"，作者认为这是一种在寻求用手术或非手术方法重修美化下面部时必须达到的理想美学。

肉毒毒素下面部重塑术

咬肌是用于咀嚼的主要肌肉之一，它也是下面部体积最大的肌肉。该肌肉的厚度、下颌角的张开程度以及覆盖皮下组织的厚度决定了下面部的宽度。

根据超声波的测量，女性的咬肌在静态时的平均厚度为8.7mm（范围4.8～11mm），收缩时的平均厚度为13mm（范围8.8～15.7mm）。咬肌起于颧骨的下半部分，以倾斜的方式插入下颌骨。它由上1/3的肌腱和下半部分的肌肉组成。它有3层结构，即浅层、中层和深层，在其下1/3处重叠。因此，肌肉构成了下1/3～1/2咬肌的最厚的部分。

对于下面部较宽且肌肉发达的患者，无论是否伴有骨性肥大外张，使用肉毒毒素来缩小其体积和宽度来重塑下面部是完全合理的。BTX-A的工作原理是通过降低咬肌静息张力来削弱肌肉收缩能力，最终导致肌肉萎缩。

适应证：

- 下面部方正呈"国字脸"者。
- 单纯咬肌肥大者。
- 磨牙症导致咬肌肥大者。
- 想要改善下面部轮廓者。

患者评估和标记

患者在镜子前接受评估。注意整体的脸形和面部美学。分析下面部的宽度，触诊时评估咬肌收缩时的膨隆凸起程度。还应注意软组织的厚度和下颌角骨外翻的程度。

有明显的下面部软组织松弛且下颌骨发育不成熟的患者是非理想的适应证。评估任何已存在的软组织松弛对于中年女性尤为重要。应该提醒这些患者，咬肌注射重塑可能会加剧下面部软组织松弛形成。还应注意腮腺肿大，腮腺位于咬肌的后部，部分位于咬肌的表面。

为了勾勒出治疗区域的轮廓，患者需咬紧牙关（图8.3）。然后标记出咬肌的前、后缘，勾勒出肌肉的主要部分。其目的是在肌肉主体内注射，避免药物弥散或无意中注射到周围其他肌肉，包括位于咬肌前缘的颊肌、笑肌（位于咬肌表面并覆盖颊肌的上半部分）和翼状肌（位于下颌骨S形切迹的深处到咬肌上1/3处的深面）。

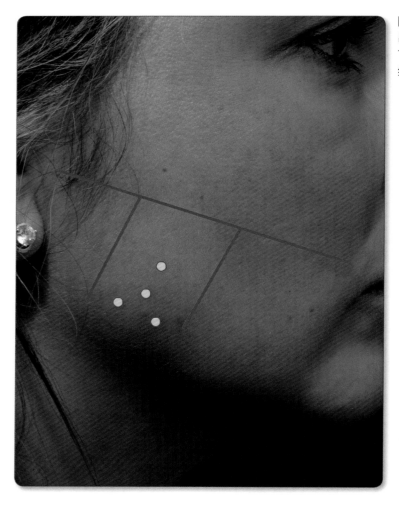

图 8.3　患者标记和注射点。 斜直线勾勒出咬肌的前、后缘。 注射点限制在肌肉的下半部分，并且位于外耳道下方至口角连线下方，以避免注射入下颌骨的 S 形切迹

剂量、注射技巧及给药方案

将100U的BTX-A溶于2mL灭菌生理盐水中，得到浓度为5U/0.1mL的溶液。然后将30G（1.3mm长）的针头固定于1mL注射器上。

通常在咬肌的下半部分选取3~4个注射点。深部肌肉注射，注射点距离咬肌前缘至少1cm，位于外耳道下方至口角连线的下方（图8.3）。

剂量

对于西方患者，每侧咬肌的平均初始剂量为25U（范围20~30U）。对于亚洲患者，建议每侧咬肌的平均初始剂量为35U（30~40U）。

随访及治疗计划

在注射后患者正常活动，并告知下列事项：

·治疗后2~4周下面部开始明显变瘦，治疗后2~3个月效果最佳。

·前2周咀嚼动作会有一些减弱，这种症状可能持续1个月，通常表现为长时间用力咀嚼后肌肉区域有一些不适。正常咀嚼行为不受影响。

·明显的下面部塑形效果持续9~12个月。

·对于有磨牙症的患者，功能改善持续6~7个月。

建议患者在注射后2~3个月再次进行评估，如有需要，可根据理想的审美标准（即万能角度美女）进行补充注射。在此之前不建议进行补充注射，因为预计治疗后3个月内肌肉厚度将进一步减少。

一般建议每隔10~12个月重复注射一次，以保持理想的下面部形状。

肉毒毒素对咬肌的临床疗效

毫无疑问，BTX–A在减少咬肌的体积方面非常有效，而咬肌缩小则在病例选择合适的情况下具有积极的瘦脸效果（图8.4~图8.7）。与面部表情肌不同，在大多数情况下，肉毒毒素对表情肌的作用时间为3~4个月，而对咬肌的临床效果维持时间要长得多。临床观察结果是美容效果持续9~12个月，与多数其他已发表的研究结果相当。更有趣的是，在重复注射后可出现持续性的瘦脸效果。事实上，作者已经观察到在最后一次重复注射后，有一小组患者肌肉体积缩小效果持续长达2年，这一结果其他研究者也有报道。即使在最后一次注射后的2年内，这组患者的肌肉体积与初始基线相比也更少。其他人则基于Moss和Enlow关于骨骼重建的功能基础理论，假设了长期注射肉毒毒素后下颌骨重建的可能性。这种骨骼重建的临床效果还有待证实。

作者认为，对于东亚人群中常见的咬肌肥大或"国字脸"这一现象主要局限于亚裔患者的认知是一种误解（图8.4a）。根据研究公司AC Neilsen在2004年为艾尔建公司进行的一项自述电话调查，亚裔人群咬肌肥大的发病率为7%~16%。西方人群咬肌肥大的发病率尚不清楚。然而，根据临床观察，作者认为，非亚裔患者的咬肌肥大并不少见。在作者看来，西方文化至今还没有完全认识到脸形是美的决定性因素，因此也没有重视脸形的重要性（图8.5a、图8.6a和图8.7a）。虽然从现代面部审美角度来看，紧实而轮廓分明的下颌被认为是有吸引力的，但对于白种人和东亚女性来说，下颌角过于突出或过度肥大向外扩张，无疑是缺乏吸引力和缺乏女性气质的。

作者注意到，与东亚人群相比，非东亚人群中几乎所有患者的咬肌肥大都是由于磨牙症引起的，而东亚人群的咬肌肥大则是由良性咬肌肥大引起的。因此，除了美观上的益处外，大多数西方患者在治疗后还能减少咬合或磨牙症状。

此外，人们普遍认为，东亚面孔中面部的后移通常使面部具有"扁平"外观。相反，西方患者往往有更明显的额头和颧骨，而且中面部的突出部位往往更为明显。与东亚患者相比，这有助于BTX–A诱导的咬肌肥大症状减轻所带来的额外美学益处。在西方人群中，下面部的"瘦脸"使面颊

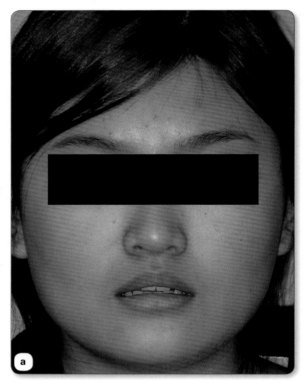
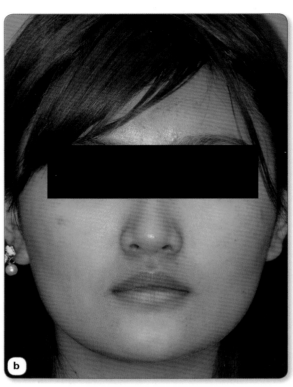

图 8.4 （a）年轻亚洲女性"国字脸"下面部治疗前。（b）治疗后 6 个月，每侧注射 40U 肉毒毒素。患者的下面部较瘦，符合"无死角美颜"标准。这种效果也改善了整个面部的美感

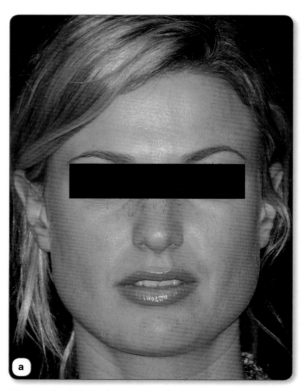
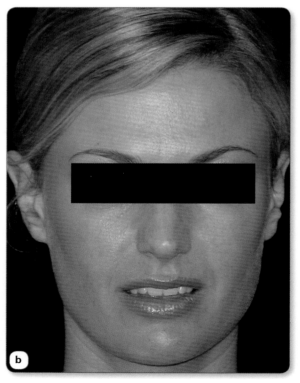

图 8.5 （a）年轻白人女性，有磨牙症和"国字脸"，治疗前，她的左侧下颌的下颌角度为 1°。（b）每侧注射 30U 肉毒毒素治疗 5 个月后。脸的宽度显著缩小，面颊更为突出，颧骨下区域增加了轮廓感，有打"腮红"的效果。治疗后她的左侧下颌角度测量值为 9°，在 9°～ 12° 的美容黄金比例数值范围内

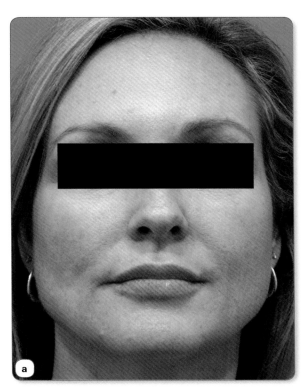
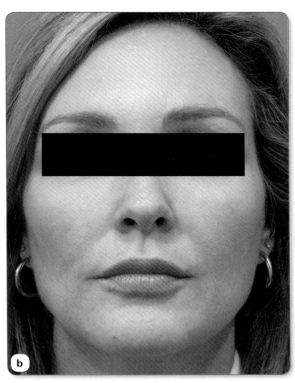

图 8.6　（a）中年白人女性，下面部过于突出，是继发于磨牙症的功能性咬肌肥大。治疗前左侧下颌角度为 1°。（b）在每侧注射 30U 的 BTX-A 治疗 7 个月后。治疗后左侧下颌角度为 10°，在"无死角美颜"的理想范围内。整张脸看起来更柔和

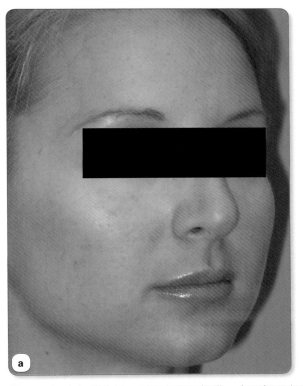
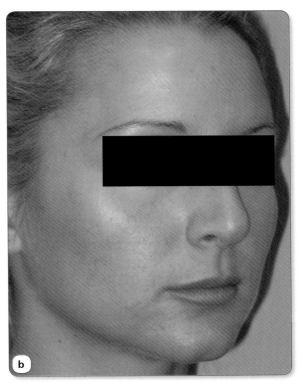

图 8.7　（a）年轻女性，下面部宽而饱满，中面部不突出，缺乏结构和立体的轮廓感。（b）面部重塑后 6 个月，使用真皮填充剂填充中面部和注射 BTX-A（每侧 25U）至咬肌及沿下颌线的颈阔肌。按照目前理想美学构建了面部特征，包括轮廓分明，更高、更突出的面颊，中面部呈年轻的 Ogee 曲线，下颌轮廓清晰、紧实

进一步突出，并在颧骨下区域形成阴影，这种重塑效果被称为"腮红效应"，大多数女性试图将其作为日常化妆方案的一部分（图8.5b）。

潜在并发症

用肉毒毒素治疗咬肌，重塑下面部形状，是一种非常安全有效的治疗方法。除了淤青之外，以下并发症往往非常罕见：

（1）由于药物弥散至笑肌而导致的大笑受限，这可持续长达6周。

（2）"花栗鼠腮"样外观（译者注：蛙腮现象）（图8.8）：在咬合时，咬肌明显局部隆起、鼓包的现象。通常在前2周出现。当第一次被发现时，它会给患者带来很大的痛苦。临床上，这种凸起表现为深部肌肉收缩更为紧实，而表浅部位较为柔软。这是由于更深层的和过度代偿的、对肉毒素无反应的咬肌纤维穿过已经被削弱了的浅表肌纤维而表现为局部的凸起。这可能是由于肉毒毒素弥散不充分，或注射过于浅表只影响了肌肉的浅表层和中间层所致。在使用标准剂量治疗的患者中，这种现象是有自限性的，通常在2～6周自行消失。对于那些由于某种原因使用较低初始剂量的

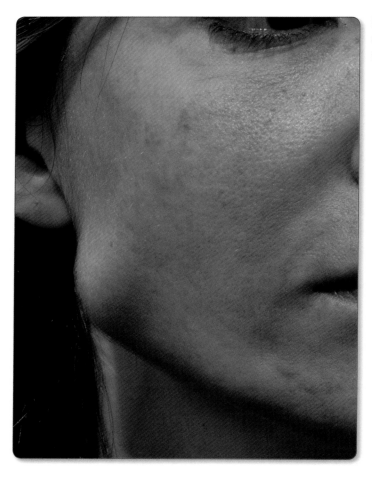

图8.8 在 BTX-A 治疗 1 周后出现"花栗鼠腮"样外观。这是由咬肌深部穿过已经削弱的浅部肌纤维引起的凸起

患者，应该用补充剂量治疗这种局部凸起，注射时应确保足够的注射深度以到达前期未受影响的肌肉深处。

（3）咬牙时肌肉的自发性收缩或不均匀的表面收缩运动。这在皮肤较薄的患者中更为明显。这是由于不同部位的浅层和中层肌纤维的吸收不均匀或肌肉活动减弱不均匀导致的，通常在最初4周出现。通常具有自限性。

肉毒毒素与软组织填充剂联合应用于全面部重塑

作者将软组织填充剂与肉毒毒素联合应用于中面部和下面部重塑中，对合适的患者进行全面部重塑，美化面部外观。这种联合治疗达到的效果，直到5年前人们还认为不通过手术治疗是不可能达到的。

事实上，它彻底改变了美容医生的治疗选择。使用合适的真皮填充物来塑造中面部和上、下眼睑以及下面部的轮廓，将BTX-A在下面部塑形中的有效性提高到了另一个维度，得以通过非手术方式美化整个面部。作者认为，这种联合治疗为全面部美容添加了一个强大而有效的方案（图8.7b）。

参考文献

[1] Carruthers A, Carruthers J. History of the cosmetic use of botulinum A exotoxin. Dermatol Surg 1988; 24:1168.
[2] Ahn MN, Catten M, Maas CS. Temporal browlift using botulinum toxin. Plast Reconstr Surg 2000; 105:1129–1135.
[3] Levy PM. The 'Nefertiti lift': a new technique for specific re-contouring of the jawline. J Cosmet Laser Ther 2007; 9:249–252.
[4] Polo M. Botulinum toxin type A (Botox) for the neuromuscular correction of excessive gingival display on smiling (gummy smile). Am J Orthod Dentofacial Orthop 2008; 133:195–203.
[5] Kane MA. The effect of botulinum toxin injections on the nasolabial fold. Plast Reconstr Surg 2003; 112:66S–72S.
[6] Liew S. Non-surgical management of gummy smile: a new approach. International Master Course on Aging Skin, Paris, 2009; 8–11.
[7] Liew S, Dart A. Nonsurgical reshaping of the lower face. Aesthet Surg J 2008; 28:251–257.
[8] Yang DB, Park CG. Mandibular contouring surgery for purely aesthetic reasons. Aesthetic Plast Surg 1991; 15:53–60.
[9] Baek SM. Aesthetic contouring of the facial skeleton. Probl Plast Reconstr Surg 1991; 1:673–679.
[10] Kim HJ, Yum KW, Lee SS, et al. Effects of botulinum toxin type A on bilateral masseteric hypertrophy evaluated with computed tomographic measurement. Dermatol Surg 2003; 29:484–489.
[11] Kim NH, Chung JH, Park RH, et al. The use of botulinum toxin A in aesthetic mandibular contouring. Plast Reconstr Surg 2005; 115:919–930.
[12] Park MY, Ahn KY, Jung DS. Botulinum toxin type A treatment for contouring of the lower face. Dermatol Surg 2003; 29:477–483.
[13] Yu CC, Chen PK, Chen YR. Botulinum toxin A for lower facial contouring: a prospective study. Aesthetic Plast Surg 2007; 31:445–451.
[14] Moore AP, Wood GD. The medical management of masseteric hypertrophy with botulinum toxin type A. Br J Oral Maxillofacial Surg 1994; 32:26–30.
[15] Schwartz M, Freund B. Treatment of temporomandibular disorders with botulinum toxin. Clin J Pain 2002; 18:198–203.
[16] Tan EK, Jankovic J. Treating severe bruxism with botulinum toxin. J Am Dent Assoc 2000; 131:211–216.
[17] Kim NH, Park RH, Park JB. Botulinum toxin type A for the treatment of hypertrophy of the masseter muscle. Plast Reconstr Surg 2010; 125:1693–1705.
[18] Wu WT. Botox facial slimming/facial sculpting: the role of botulinum toxin-A in the treatment of hypertrophic masseteric muscle and parotid enlargement to narrow the lower facial width. Facial Plast Surg Clin North Am 2010; 18:133–140.
[19] Liew S. Designer face part 1. Annual conference of New Zealand College of Appearance Medicine, Queenstown, New Zealand, 2010; 20–31.
[20] Little JW. Three-dimensional rejuvenation of the midface: Volumetric resculpture by malar imbrication. Plast Reconstr Surg 2000; 105:267–271.
[21] Liew S. Contemporary concepts of facial beauty- and achieving it non-surgically. Cosmetic Bootcamp Physicians symposium, Colorado, 2008; 12–15.

[22] Liew S. Nonsurgical lower facial recontouring with botulinum toxin. Annual scientific conference of the Australian Society of Aesthetic Plastic Surgeons, Adelaide, 2007.

[23] Liew S. Nonsurgical lower facial reshaping; East versus West. International Master Course on Aging Skin, Paris, 2008; 9–12.

[24] Kiliaridis S, Kälebo P. Masseter muscle thickness measured ultrasonography and its relation to facial morphology. J Dent Res 1991; 70:1262–1265.

[25] Lee CJ, Kim SG, Kim YJ, et al. Electrophysiologic change and facial contour following botulinum toxin A injection in square faces. Plast Reconstr Surg 2007; 120:769–778.

[26] Liew S, Nguyen DQA. Nonsurgical volumetric upper periorbital rejuvenation: a plastic surgeon's perspective. Aesth Plast Surg 2011; 35:319–325.

第 9 章

A 型肉毒毒素与激光光电技术的联合使用

Marnie B. Nussbaum

引言

　　面部皮肤日光性老化的症状表现为色素和血管的改变，包括毛孔粗大、松弛、粗糙、皱纹等。随着年龄的增长，面部脂肪容量下降，真皮的胶原蛋白和弹性蛋白减少，并在做表情时出现动态皱纹。20多年来，各种面部抗衰老技术不断涌现，如化学神经阻断术、化学剥脱术、激光换肤术、软组织填充术等。单独使用这些方法的安全有效性早已得到了公认，而联合治疗的累加效果更佳。

化学神经阻断术

　　化学神经阻断术采用肉毒毒素肌肉注射，作用于神经肌肉接头点，抑制突触处对乙酰胆碱的释放。最常用的是肉毒杆菌产生的A型肉毒毒素（BTX-A）。1987年，Carruthers J. 和Carruthers A. 首次发现，使用A型肉毒毒素注射治疗眼睑痉挛时，眉间纹也有所改善。此后，人们陆续发现肉毒毒素可有效治疗多种疾病，包括斜视、单侧面部痉挛、面部老化等。肉毒毒素注射的目的，并非彻底麻痹肌肉、丧失运动功能，而是使用一定剂量，使面部安全、自然地恢复年轻活力。正是通过对特定肌肉的麻痹，皱纹才得以去除，并可维持3～6个月。

全面部综合抗衰老治疗

　　现在的面部抗衰老理念不只是解决局部、零散的皱纹，而是关注面部的整体外观，恢复面部轮廓和对称性，改善皮肤质地和年轻活力。研究证明，肉毒毒素注射与软组织填充术、美容外科手术结合后，疗效更好。据Fagien和Brandt研究发现，肉毒毒素与填充剂同时注射于静态皱纹后，填充效果的维持时间明显延长。在本章节中，我们重点介绍肉毒毒素与激光光电技术的联合治疗。在讨论这个话题前，我们先回顾一下皱纹的成因。根据解剖学特征，皱纹可分为浅表皱纹、中度皱纹、深度皱纹。皱纹的形成因素包括面部表情肌过度运动、紫外线损伤、胶原蛋白与弹性蛋白减少、脂肪容量下降、重力作用、骨质吸收等。因此，单个治疗手段很难解决所有类型的皱纹。临床证实，多种技术的联合治疗可取得理想的效果，值得采用。

随着科学技术的不断发展，不同种类的激光可有效治疗各种皮肤问题，如皱纹、光老化、毛细血管扩张、毛孔粗大等。临床上发现，肉毒毒素注射与激光嫩肤的联合治疗是安全有效的，并且比单用一种治疗效果更佳。相关学会共识提出，应先解决皮肤动态皱纹，然后使用激光治疗皮肤静态皱纹。肉毒毒素注射后进行激光治疗，仍存争议。这两种治疗方法的联合应用，可明显提高疗效，延长效果维持时间，提高患者满意度。也有研究结果显示，使用非剥脱性激光光电、射频治疗，对皮肤内已经存在的肉毒毒素并无影响。

肉毒毒素注射与激光换肤术

激光换肤术，可汽化皮肤表皮层和真皮浅层，促使胶原蛋白收缩和再生，从而改善皮肤外观。研究显示，激光能刺激皮肤组织和附件的再生重塑。剥脱性激光，以水为靶基，作用于整个表皮层和部分真皮层，包括二氧化碳（CO_2）激光、铒:钇铝石榴石（Er:YAG）激光等。二氧化碳激光的波长为10 600nm，产生汽化组织作用的同时，精准地控制了热损伤。Er:YAG激光的波长为2940nm，更容易被靶基吸收，对其他组织造成的热刺激较少，因此使胶原蛋白收缩和皮肤紧致的效果较弱，不必要的热损伤也较少。总的来说，通过调整激光参数（发射次数、能量密度值等）以及新型双发射模式（连续模式+超脉冲模式）铒激光的出现，都能有效地改善皮肤皱纹。可能的并发症包括一定的停工期、感染、色素改变、瘢痕发生等。

非剥脱性激光换肤术可改善皱纹、皮肤粗糙及其他问题，具有创伤小、停工期短的优点。单次治疗很难有立竿见影的效果，但多次治疗加上辅助手段，也可取得理想的疗效。随着"局灶性光热作用"原理的提出（正常皮肤围绕"显微热损伤区"），非剥脱性点阵激光开始应用，疗效确切，停工期更短，并发症更少见。相关研究显示，点阵二氧化碳激光的紧肤效果更好。

还有一些激光光电技术，包括钾钛磷酸盐（KTP）激光、脉冲染料激光、钕:钇铝石榴石（Nd:YAG）激光和LED光动力治疗等。强脉冲光（IPL）是一种具有多个波长光的宽谱光，覆盖了黑色素和血红蛋白等色基的吸收峰，同时能促进胶原蛋白和弹性蛋白的再生重排，从而达到嫩肤美颜的效果。

人们在临床上观察到，面部激光换肤的效果可维持12个月以上；但额纹、眉间纹、鱼尾纹等特殊部位的皱纹都会提前再现，这是正常现象，因为这些部位分布着面部最重要的表情肌。对于患者而言，花费了时间和精力，承受了治疗疼痛，然后6～12个月就再次出现皱纹，心理上是很难接受的。组织学检查表明，激光治疗后的皮肤确有新的胶原蛋白形成。但是，这并不能阻挡因面部表情肌形成动态皱纹。简单而言，胶原蛋白很难在运动着的皮肤皱褶内生成，正如理论上讲，软组织填充物可能会被过度运动的肌肉挤出。

激光换肤与肉毒毒素注射的联合治疗，愈合快，预后好，维持时间长，尤其是除皱效果更长久。研究表明，激光换肤术后面部静态皱纹可改善94%，动态皱纹可改善45%～85%，但通常在1年内复发。有观点认为，注射肉毒毒素除皱后1～3周进行激光治疗，皮肤更平整自然。这样会尽可能减少深层肌肉组织对真皮层内胶原蛋白和弹性蛋白再生重组的影响，有利于形成理想的外观。无张力的生长环境，更有利于细胞增殖和胶原重塑。每次间隔6～12个月，连续注射肉毒毒素除皱治疗，可预防皱纹复发，减轻皱纹严重程度，延续除皱维持时间。

Zimbler等有一项前瞻性随机双盲性研究，评估了预先注射A型肉毒毒素对激光换肤术的影响。将A型肉毒毒素注射在受试者的单侧面部特定部位，1周后进行激光换肤术，选用二氧化碳激光或双发射模式铒激光。治疗后第6周、3个月和6个月，比较注射和未注射部位，结果显示，注射部位的皮肤平整度有统计学意义上的改善，尤其是外侧眼周。Carruthers J. 和Carruthers A. 在4例患者的单侧面部注射了A型肉毒毒素，再联合全面部二氧化碳激光换肤治疗，发现注射侧皮肤改善更理想；治疗后10个月左右皱纹重现，说明联合治疗确实能延长疗效维持时间。West和Alster进行了一项临床试验，观察A型肉毒毒素注射对二氧化碳激光换肤术后动态皱纹的治疗作用。患者接受激光治疗后1～3个月，在其额纹、眉间纹或鱼尾纹等部位注射A型肉毒毒素。结果显示，激光治疗后仍存在的皱纹得到明显改善，嫩肤效果的维持时间被延长。这项试验说明，激光治疗后注射A型肉毒毒素，具有延长疗效维持时间的作用。常规建议患者激光治疗后联合进行A型肉毒毒素注射维持治疗，是有必要的。Lowe等报道，在眼周外侧部位进行点阵激光换肤治疗后，联合A型肉毒毒素注射，与未联合治疗相比，外观改善要好得多。

肉毒毒素注射与宽谱光治疗

宽谱光（Broadband Light，BBL）的波长设定在560～1200nm的范围。其中长波长的波段光主要作用于皮肤黑色素和血红蛋白，短波长的波段光能促进胶原蛋白和弹性蛋白的增生重组。宽谱光常用于色斑、毛细血管扩张和嫩肤治疗。对于眼周鱼尾纹，单用宽谱光治疗，或者联合A型肉毒毒素注射治疗，Carruthers J. 和Carruthers A. 都做了对比性研究。他们发现，无论是面部静止状态还是做最大表情动作时，联合治疗组患者的皱纹、色斑、毛细血管扩张、肤质等均比单独治疗组改善得更明显。联合治疗产生了累加效应，并有临床统计学数据和影像学资料的支持。结果显示，与单用宽谱光治疗相比，联合治疗组的整体外观改善率提高了15%。这种累加效应，很难用肉毒毒素可使肌肉组织一过性麻痹的作用机制来完全解释。有人报道，A型肉毒毒素可能通过血管舒张作用促进伤口愈合。还有人报道，皮内注射A型肉毒毒素可改善面部毛细血管扩张现象。有观点认为，肉毒毒素除了能抑制乙酰胆碱的释放，还可能会抑制血管舒张神经肽的释放。血管舒张神经肽是由血管舒张神经末梢的突触前小泡释放出来的，这点与乙酰胆碱相似。这些神经肽，在光老化皮肤中大量存在，可提高一氧化氮合酶（Nitric Oxide Synthase，NOS）的生成，从而催化合成大量一氧化氮（Nitric Oxide，NO），而一氧化氮是导致内皮依赖性血管扩张的重要介质。因此，A型肉毒毒素有可能会抑制这些血管舒张神经肽的释放，从而减轻面部毛细血管扩张症状。至于A型肉毒毒素改善皮肤肤质、色素沉着和毛孔粗大的具体机制，目前尚不清楚。不过，就毛细血管扩张本身而言，其有利于提高局部血液灌注量，促进组织修复和功能恢复。

肉毒毒素注射与 Er：YAG 点阵激光治疗

　　Yamauchi等有一项前瞻性随机对照性研究，比较了分别在Er:YAG激光换肤治疗前后注射A型肉毒毒素的疗效。激光治疗前2～6周，在单侧面部鱼尾纹部位注射18U的A型肉毒毒素。激光治疗后第12周，再次注射18U的药物；如有必要，在激光治疗后第24周，局部补充注射。图9.1显示，在激光

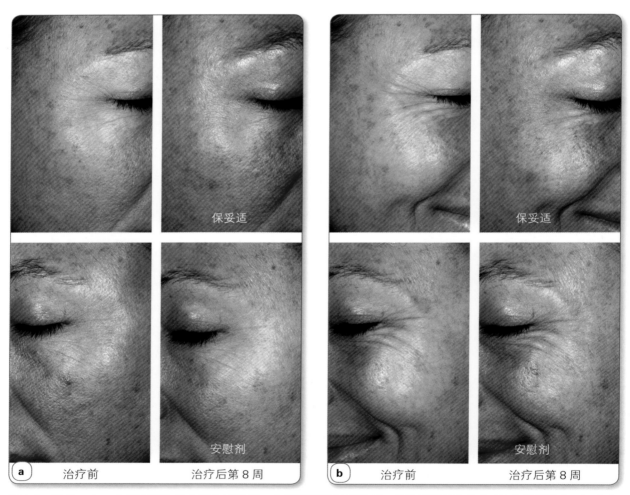

图 9.1　患者，女，右侧面部注射 A 型肉毒毒素，左侧面部注射安慰剂，并接受面部点阵 Er:YAG 激光治疗。(a) 上图、下图分别为两侧面部静止状态时，治疗前和治疗后第 8 周的对比照。(b) 上图、下图分别为两侧面部做最大表情动作时，治疗前和治疗后第 8 周的对比照

治疗后第12周，联合治疗侧面部皮肤质地和色素沉着均有显著改善；而无论是面部静止时还是做最大表情动作时，眼周皱纹明显减少。

口周年轻化

　　面部注射肉毒毒素的关注点主要集中在眼周、眉间和额部，而在口周的应用也取得了明确的疗效。对于表浅的口周放射状皱纹，应选择激光治疗；对于深层的口周皱纹，应选择A型肉毒毒素微量注射口轮匝肌治疗。注射宜谨慎，以确保深层肌肉的运动功能。A型肉毒毒素注射降口角肌后，联合激光嫩肤治疗，可使下颌部更平整自然，消除抿嘴收缩时出现的凹凸不平外观。

面颊部年轻化

　　Beer和Waibel报道了肉毒毒素注射与点阵激光在面颊部的联合应用。以3次激光治疗为1个疗程，每次间隔3周。首次激光治疗前1天，在面颊部4个点各注射A型肉毒毒素1U，每点间隔约0.5cm。据图9.2可见，单次联合治疗后即可见显著疗效，后续的每次治疗后也可见持续性改善。作者重点介绍，传统认为应避免在下眼睑和面颊部注射肉毒毒素，以免颧大肌、颧小肌麻痹松弛；而大面积、微滴注射肉毒毒素后，几乎不会发生下睑眼轮匝肌、颧大肌、颧小肌的麻痹松弛，也不会影响激光治疗的胶原蛋白增生重组。

　　Khoury等对比评估了面颊部强脉冲光治疗后皮内微滴注射A型肉毒毒素的疗效。单侧面颊部注射8U，每个点注射1U；对侧注射生理盐水。联合治疗的单侧，面颊部皱纹的改善情况更明显，毛细血

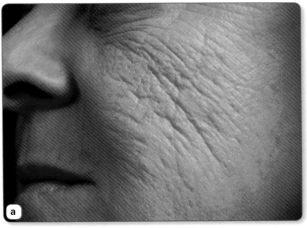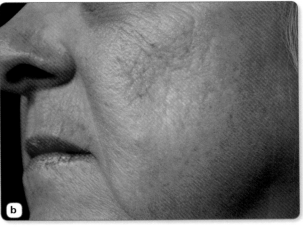

图 9.2　（a）左侧面颊部治疗前。（b）点阵激光与肉毒毒素注射联合治疗后（With permission from Beer and Waibel）

管扩张也有一定程度的减少。双侧面颊部均可见皮肤质地、毛孔和整体外观等方面的改善。未发生注射肉毒毒素导致的肌肉麻痹瘫痪等。

结论

　　这些临床研究证实，联合治疗取得的美容效果更加明显。当然，如何选择最理想的激光治疗参数和最合理的肉毒毒素剂量、浓度，仍需要进行大量的研究。不同的患者需要个性化的治疗方案，因此这项工作富有挑战性。作者认为：激光治疗前注射肉毒毒素，应提前1~3周，从而防止药物扩散；激光治疗后继续注射肉毒毒素，应间隔一段时间，从而保证效果。为了提升疗效，可制定个性化的治疗顺序和间隔时间。肉毒毒素注射与射频、超声技术的联合治疗仍处于临床观察阶段。观察结果显示，联合治疗显著提升了临床疗效，提高了患者的满意度，促进了面部无创抗衰老技术的快速发展。

参考文献

[1] Carruthers JDA, Carruthers JA. Treatment of glabellar frown lines with C. Botulinum A exotoxin. J Dermatol Surg Oncol 1992; 18:17–21.
[2] Fagien S, Brandt FS. Primary and adjunctive use of botulinum toxin type A (Botox) in facial aesthetic surgery: beyond the glabella. Clin Plast Surg 2001; 28:127–148.
[3] Carruthers J, Carruthers A, Zelichowska A. The power of combined therapies: Botox and ablative facial laser resurfacing. Am J Cos Surg 2000; 17:129–131.
[4] Carruthers J, Carruthers A. The adjunctive usage of botulinum. Dermatol Surg 1998; 24:1244–1247.
[5] Semchyshyn N, Kilmer S. Does laser inactivate botulinum toxin? Dermatol Surg. 2005; 31:399–404.
[6] Alster TS, Garg S. Treatment of facial rhytides with a high-energy pulsed carbon dioxide laser. Plast Reconstr Surg 1996; 98:791–794.
[7] Tierney EP, Eisen RF, Hanke CW. Fractionated CO2 laser skin rejuvenation. Dermatol Ther 2011; 24:41–53.
[8] Zimber M, Undavia S. Update on the effect of botulinum toxin pretreatment on laser resurfacing results. Arch Faical Plast Surg 2012; 14:156–158.
[9] Weiss RA, Weiss MA. Intense pulsed light: newer perspective. Dermatol Surg 1997; 23:1221.
[10] Alster TS. Laser resurfacing of rhytides. In: Alster TS. Manual of Cutaneous Laser Techniques. Philadelphia, PA: Lippincott-Raven Publishers, 1997:104–122.
[11] Fitzpatrick RE. Facial resurfacing with the pulsed CO2 laser. Facial Plastic Surg Clin 1996; 4:231–240.
[12] Carruthers J, Carruthers A. Botulinum toxin in facial rejuvenation: an update. Dermatol Clin 2009; 27:417–425.
[13] Fitzpatrick RE, Goldman MP, Satur NM, Tope WD. Pulsed carbon dioxide laser resurfacing of photo-aged facial skin. Arch Dermatol 1996; 132:395–402.
[14] Fagien S. Botox for the treatment of dynamic and hyperkinetic facial lines and furrows. Plast Reconstr Surg 1999; 103:701–713.
[15] Zimbler MS, Holds JB, Kokoska MS, et al. Effect of botulinum toxin pretreatment on laser resurfacing results: a prospective, randomized, blinded trial. Arch Facial Plast Surg 2001; 3:165–169.
[16] Carruthers J, Carruthers A. Bombining botulinum toxin injection and laser resurfacing for facial rhytides. In: Coleman LW (Ed.), Combined Therapy: BOTOX and CO2 Facial Laser Resurfacing. Baltimore, MD: Williams & Wilkins, 1998:235–243.
[17] Carruthers JDA, Carruthers A. Botulinum toxin and laser resurfacing for lines around the eyes. In: Blitzer A, Binder WJ, Carruthers A (Eds), Management of Facial Lines and Wrinkles. Philadelphia, PA: Lippincott Williams & Wilkins, 2000:315–318.
[18] West TB, Alster TA. Effect of botulinum toxin type A on movement-associated rhytides following CO2 laser resurfacing. Dermatol Surg 1999; 25:259–261.
[19] Lowe N, Lask G, Yamauchi P, et al. Botulinum toxin type A (BTX-A) and ablative laser resurfacing (erbium: YAG): a comparison of efficacy and safety of combination therapy vs. ablative laser resurfacing alone for the treatment of crow's feet. Presented at the American Academy of Dermatology 2002 Summer Meeting New York, NY 2002.
[20] Carruthers J, Carruthers A. The effect of full-face broadband light treatments alone and in combination with bilateral crow's feet botulinum toxin type A chemodenervation. Dermatol Surg 2004; 30:355–366.
[21] Yuraitis M, Jacob CI. Botulinum toxin for the treatment of facial flushing. Dermatol Surg 2004; 30:102–104.

[22] Kranendonk SK, Ferris LK, Obagi S. Re: botulinum toxin for the treatment of facial flushing. Dermatol Surg 2005; 31:491.

[23] Toyoda M, Nakamura M, Nakada K, et al. Neurogenic factors in photoaged skin. Br J Dermatol 2005; 153:13–22.

[24] Bull HA, Hothersall J, Chowdhury N, Cohen J, Dowd PM. Neuropeptides induce release of nitric oxide from human dermal microvascular endothelial cells. J Invest Dermatol 1996; 106:655–660.

[25] Kim YS, Roh TS, Lee WJ, Yoo WM, Tark KC. The effect of botulinum toxin A on skin flap survival in rats. Wound Repair Regen 2009; 17:411–417.

[26] Yamauchi P, Lask G, Lowe N. Botulinum toxin type A gives adjunctive benefit to periorbital laser resurfacing. J Cosmet Laser Ther 2004; 6:145–148.

[27] Beer K, Waibel J. Case Reports: botulinum toxin type A enhances the outcome of fractional resurfacing of the cheek. J Drugs Dermatol 2007; 6:1151–1152.

[28] Khoury J, Saluja R, Goldman M. The effect of botulinum toxin type A on full-face intense pulsed light treatment: A randomized, double-blind, split-face study. Dermatol Surg 2008; 34:1062–1069.

第 10 章　A 型肉毒毒素与注射填充术的联合应用

Frederick C. Sailes, Julius Few

引言

　　三维重塑面部轮廓，恢复面部饱满度和对称性，使皮肤无瑕、光滑、细腻、富有弹性是美容治疗的目标。肉毒毒素与人工或自体填充物的联合应用，可提高美容效果和延长效果维持时间。在面部年轻化治疗中联合填充注射方案，可实现自然的美学效果，同时可以更好地维护非侵入性治疗效果，并有可能推迟对侵入性手术的需求。

患者评估

　　熟悉面部解剖，特别是脂肪室和附着韧带如何随着年龄的增长而变化，可以指导美容医生在恢复年轻化和自然美貌时作参考依据。

　　真皮填充剂可以改善静态皱纹和容量缺失，肉毒毒素改善动态皱纹的效果最好。常见填充剂和肉毒毒素联合应用的适应证如下：

　　·早期老化迹象：细纹、泪沟凹陷、下眼睑轻度眼袋。

　　·各种原因：有手术适应证但暂时不考虑，且想通过非手术进行面部年轻化治疗（30%～75%矫正）的求美者。

　　·可通过联合美容手术互补优势、取长补短的患者。

　　根据兰帕尔（Lemperle）鼻唇沟分类法或格洛戈（Glogau）量表对衰老严重程度进行分类（表10.1）。在肤色方面，准确识别菲茨帕特里克（Fitzpatrick）皮肤分型是至关重要的，包括皮肤厚度的差异、胶原蛋白的丰富程度、皮脂腺的数量，这些差异可能会改变所使用技术的适应证范围。随着黑色素含量的增加，晒伤减少，但Ⅳ～Ⅵ皮肤炎症后色素沉着的风险增多。

　　在诊断过程中，通常将面部分为上、中、下3个部分进行评估（图10.1），以识别和区分每个区域的特定老化迹象。评估上面部——前额皱纹为静态或动态，深或浅，细小纹理或粗深皱褶；眉毛下垂程度，以及垂直/水平眉间皱纹（图10.2）。要求患者抬起眉毛，评估前额和眉毛。

表 10.1　兰帕尔（Lemperle）鼻唇沟分类法

种类	表现
0 类	没有皱纹
1 类	可察觉皱纹
2 类	浅皱纹
3 类	中度深皱纹
4 类	深度皱纹，边缘轮廓分明
5 类	很深的皱纹，多余的褶皱

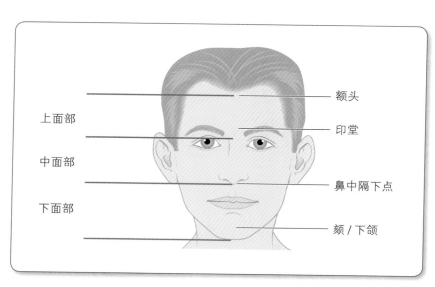

图 10.1　上、中、下面部解剖及形貌

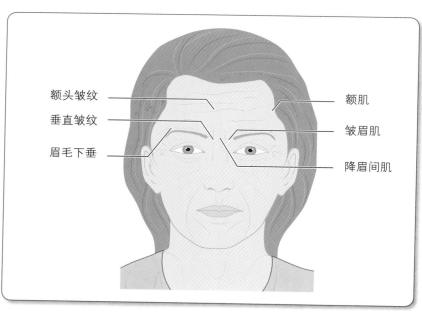

图 10.2　上面部的主要特征

　　评估中面部的鱼尾纹为静态或动态、细小纹理或粗深皱褶、软组织萎缩、泪沟和印第安纹褶皱、颧骨突出、颧下脂肪萎缩和鼻唇沟加深（图10.3）。要求患者微笑、皱眉和皱鼻，分别评估鱼尾纹、眉间纹和鼻背皱纹。

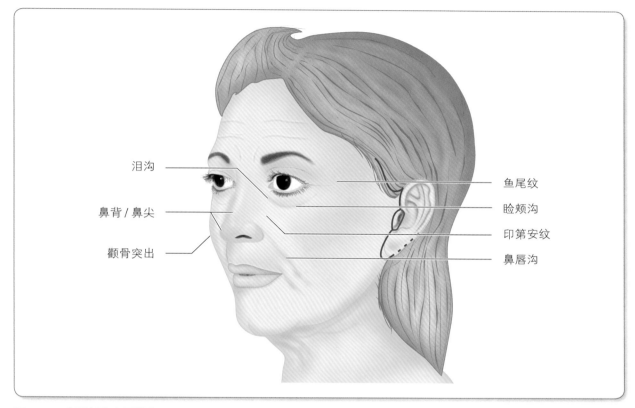

泪沟

鼻背 / 鼻尖

颧骨突出

鱼尾纹

睑颊沟

印第安纹

鼻唇沟

图 10.3　中面部的主要特征

　　评估下面部的口周吸烟纹、上唇和下唇丰满度、木偶纹、下颌突出度、颏肌张力和唇部软组织萎缩程度（图10.4）。要求患者双唇合拢，降低嘴角，微笑，分别评估口轮匝肌、降口角肌和提上唇肌。在动态、静态下评估颏肌形态老化状况。整合各个区域的处理方法对达到和谐自然的美观效果至关重要。

功能解剖学

　　要达到自然的美观效果，必须对面部进行全面评估。衰老的迹象是：①脂肪萎缩导致体积缩小。②胶原蛋白和弹性蛋白缺失及排列紊乱导致肤色变暗及质地松垮。③骨质疏松骷髅化导致外观衰老或上睑皮肤下垂。治疗方面，根据患者和医生的沟通方案进行优化排序。与老化明显患者相比，衰老早期联合治疗的效果更显著。

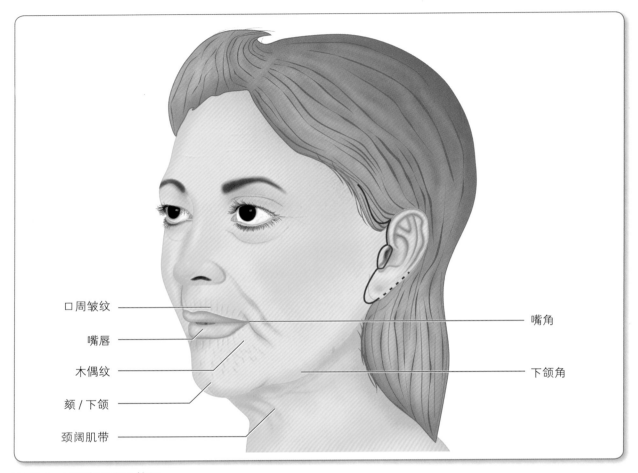

口周皱纹

嘴唇

木偶纹

颏 / 下颌

颈阔肌带

嘴角

下颌角

图 10.4 下面部的主要特征

Glogau量表分类

类型1：患者几乎没有皱纹，没有角化，皮肤光滑，不需要化妆。

类型2：患者有早期皱纹，轻度光老化，皮肤轻度粗糙，需要少量化妆遮瑕。

类型3：患者出现静态皱纹，中度光老化改变，皮肤中度粗糙，并且总是需要化妆。

类型4：患者有严重的静态皱纹、重度光老化和皮肤粗糙，浓妆也无法遮瑕。

做一些模仿的表情动作（皱眉、挑眉/眯眼、皱鼻子、噘嘴）用来确定肌肉的力量和体积，同时也用来区分是否失去弹性或脂肪萎缩。额肌部位产生前额横纹。皱眉肌和降眉肌部位分别产生垂直和水平的皱纹。眼轮匝肌的外侧部分产生鱼尾纹。口周皱纹是由功能亢进的口轮匝肌引起的。鼻背纹是由鼻肌引起的。鼻唇沟与松弛的颧韧带有关。木偶纹与降口角肌有关。颏肌收缩导致下颌回缩凹凸不平的外观。

填充材料的概述

美国食品药品监督管理局（FDA）批准的填充材料的适应证因产品而异。所有产品非批准适应证使用都是医生扩展性应用，了解填充材料的组成、浓度、粒径、交联度、G'值（凝胶硬度）、黏弹性和生物相容性对材料的合理应用和注射技术至关重要（表10.2）。

表 10.2　生物合成填充材料的性能

透明质酸（HA）	粒径（μm）	交联度	浓度
瑞蓝（Restylane）	250 ~ 400 (+)	1%	20 mg/mL
乔雅登［Juvederm Ultra（24HV）］	450 ~ 650 (+)	9%	24 mg/mL
乔雅登［Juvederm Ultra Plus（30HV）］	(++)	11%	24 mg/mL
乔雅登（Juvederm Voluma）	(+++)		20 mg/mL
玻利朗	750 ~ 1000		20 mg/mL
生物刺激剂	**粒径（μm）**	**黏度**	**浓度**
聚左旋乳酸	40 ~ 63	(++)	
瑞德喜（Radiesse）	25 ~ 45	(+++)	
胶原蛋白	**粒径（μm）**	**黏度**	**浓度**
爱贝芙（Artefill）	30 ~ 42	(+++)	

透明质酸

瑞蓝［Restylane（Medicis Inc.）］是2003年美国FDA批准的第1种透明质酸（HA）真皮填充剂。玻利朗［Perlane（Medicis Inc.）］的粒径比瑞蓝（Restylane）大，可注射组织进行深层填充修饰。乔雅登［Juvederm（Allergan）］于2006年6月获得美国FDA批准，多种配方分不同型号，具体如下：Juvederm Ultra（24 HV）、Juvederm Ultra Plus（30HV）、Juvederm Ultra XC、Juvederm Ultra Plus XC和Juvederm Voluma XC。Juvederm Ultra比Juvederm Ultra Plus粒径更大，交联度更高，适用较深层次的注射。贝洛特罗［Belotero（Merz Aesthetic Inc.）］由小分子组成，于2011年被美国FDA批准为真皮填充剂。乔雅登（Juvederm）产品、贝洛特罗（Belotero）、瑞蓝（Restylane）和玻利朗（Perlane）是非动物源稳定的HA（NASHA），在注射前不需要进行皮试。2013年10月，Juvederm Voluma XC与Vycross交联，并增加了G'值，获得美国FDA批准用于面颊增容填充。

生物刺激剂

塑然雅（Sculptra）［聚左旋乳酸（PLLA），Valeant美学］于2004年获得美国FDA批准用于矫正艾滋病患者的面部脂肪萎缩。乳酸是制成粒径大小为40~63μm的PLLA微球悬浮在羧甲基纤维素钠中，使用前用无菌生理盐水配制。塑然雅（Sculptra）在美容方面的应用方法，是选择健康人群多次注射刺激胶原蛋白增生的增容抗衰方法，治疗间隔约3周，用于矫正从浅到深的鼻唇沟轮廓缺陷和其他面部皱纹。

瑞德喜（Radiesse，hydroxylapatite，Merz beauty）2006年12月获得美国FDA批准用于软组织皱纹的矫正，现已被批准用于艾滋病患者面部脂肪萎缩的矫正。瑞德喜（Radiesse）成分：30%CaHA微球（直径25～45μm）、1.3%羧甲基纤维素钠、6.4%甘油、36.6%无菌水组成的凝胶。

永久性的填充材料

爱贝芙（Artefill，Suneva医疗公司）成分：20%的聚甲基丙烯酸甲酯（PMMA）微球（直径30～42μm）、牛胶原蛋白和0.3%利多卡因。爱贝芙于2007年1月获得美国FDA的批准，用于矫正面部皱纹，是美国第1个获得批准的永久性皱纹注射填充物。注射前需要做皮试，以剔除对胶原蛋白存在过敏反应者。

联合治疗

在少量样本的研究中发现，非手术提升、光声电联合填充物、肉毒毒素的协同作用创造了一种可以媲美外科手术效果的治疗手段。这种方法的优点是固有的效率和使用较少的剥脱性能量设备进行浅表换肤和非手术提升。面部年轻化的方法正变得越来越精细，以解决皱纹的各种潜在成因，如体积损失或肌肉活动过度。不同的非侵入性技术的"叠加"或分层，包括不同的填充剂和能量设备的应用，可以用来重塑和扩大整个面部。一种有效的方法是将肉毒毒素与人工或自体填充物联合应用，协同放松面部肌肉组织，恢复体积，填充细纹和深纹。对患者宣教有关产品预期时效和建立现实的目标对患者的满意度来说是至关重要的。

肉毒毒素概述

整形外科医生可以通过将面部分为不同的治疗区域来解决面部年轻化问题。面部可以被划分为：上、中、下面部3个区域。

肉毒毒素

A型肉毒毒素的重链与神经细胞膜上的受体结合，轻链进入细胞质，在细胞质中裂解可溶性N-乙基马来酰亚胺敏感因子附着蛋白25（SNAP-25蛋白）。由于SNAP-25蛋白对含乙酰胆碱囊泡的胞吐至关重要，这种裂解导致突触前神经阻滞。B型肉毒毒素抑制突触蛋白（一种类似SNAP-25蛋白的囊泡相关膜蛋白）。肉毒毒素有数百种，目前美国FDA批准的肉毒毒素包括A型肉毒毒素保妥适（Botox，Onabotulinum，Allergan）、丽舒妥（Dysport，Abobotulinum，Medicis）、西玛（Xeomin，Incobotulinum，Merz）和B型肉毒毒素美奥布洛克（Myobloc，Rimabotulinum，Medilexicon）。美奥布洛克（Myobloc）在2000年被美国FDA批准用于治疗宫颈肌张力障碍。

美国FDA批准A型肉毒毒素（保妥适）的适应证是治疗65岁以下患者的眉间纹、鱼尾纹和偏头痛。说明外使用包括治疗多汗症、眼睑痉挛和其他面部褶皱（口周皱纹、前额皱纹、木偶纹）。目前不同厂家生产的A型肉毒毒素之间并没有单位换算的等效性，临床使用不同品牌药品时要注意。治疗面部和颈部时肉毒毒素的推荐剂量见表10.3。一些学者主张丽舒妥和保妥适剂量按2:1或3:1换算［译者注：在丽舒妥（Dysport）试验中，1U的保妥适（Botox）的效力约为丽舒妥（Dysport）的3倍，而在盐水试验中，1U的丽舒妥（Dysport）的效力比保妥适（Botox）降低2/5（活力下降到39.7%）。在丽舒妥（Dysport）试验中，1U的保妥适（Botox）相当于2.87U的丽舒妥（Dysport），在盐水试验中，1U的丽舒妥（Dysport）相当于0.4U的保妥适（Botox）。因此建议丽舒妥（Dysport）与保妥适（Botox）的剂量换算比例为2.5:1。关于剂量换算的临床文献很多，但都讲述得不清楚，在文献中能找到的换算比例从6:1至1:1不等，不过最近的文献中大多建议的比例是丽舒妥（Dysport）:保妥适（Botox）为2:1至4:1。最近一些研究者在患有眼睑痉挛或斜颈的患者身上测试了丽舒妥（Dysport）:保妥适（Botox）为4:1和3:1这2个比例，发现3:1比4:1更合适，但是这两种物质在这个比例上并不是等同的。事实上，在以3:1的比例进行的研究中，丽舒妥（Dysport）始终效力要稍微更大一些，持续时间也稍微更久一些。这表明即使是3:1的比例似乎也太高了］。

表 10.3　肉毒毒素推荐剂量

区域 / 目标肌肉	保妥适（Botox）	共识建议	丽舒妥（Dysport）	西玛（Xeomin）
前额 / 额肌	10 ～ 20U	M: 6 ～ 15U W: 6 ～ 15U	25 ～ 60U	10 ～ 20U
眉间 / 皱眉肌	15 ～ 20U	M: 20 ～ 40U W: 10 ～ 30U	40 ～ 60U	15 ～ 20U
眉间 / 降眉间肌	5 ～ 10U		15 ～ 30U	5 ～ 10U
鱼尾纹 / 眼轮匝肌	8 ～ 20U/ 侧	M: 20 ～ 30U W: 10 ～ 30U	16 ～ 60U/ 侧	8 ～ 20U/ 侧
鼻唇沟褶皱 / 鼻肌	5 ～ 10U	5U/ 侧	10 ～ 30U	5 ～ 10U
上唇 / 提上唇肌	1 ～ 2U/ 侧	1 ～ 2U/ 侧	2 ～ 4U/ 侧	1 ～ 2U/ 侧
木偶纹 / 降口角肌	3 ～ 8U/ 侧		6 ～ 20U/ 侧	5 ～ 10U/ 侧
颌骨 / 咬肌	20 ～ 40U/ 侧	10 ～ 20U/ 侧	40 ～ 80U/ 侧	20 ～ 40U/ 侧
唇 / 口轮匝肌	4 ～ 8U	4 ～ 5U	8 ～ 16U	4 ～ 8U

肉毒毒素减少了面部肌肉的运动，这使得透明质酸在组织中时效更持久，并恢复了较低的面部运动和位置的平衡。三维面部年轻化可以给人一种面部区域被提升的感觉，尽管事实上并没有发生真正的提升。重复运动对皱纹体的形成和发展有重要作用，但也会降低填充物的使用寿命。从联合治疗中受益的面部区域是那些从动态到静态的线条、皱纹和凹陷的区域。这些区域包括眉毛、嘴唇、下颌和局部凹陷部位。

联合治疗

通过使用合适的材料和技术，优化了联合治疗的三维体积恢复。交联度、粒径、凝胶硬度、生物相容性和可逆性是每种治疗都必须考虑的填充材料特性。体积损失、上睑下垂和骨侵蚀是患者的特征，这将决定哪种填充物适合治疗面部的每个区域。肉毒毒素的剂量和位置在化学去神经化之前通过填充来优化。

眉间

皱眉肌可形成垂直皱眉线，降眉间肌可形成横向皱褶。用肉毒毒素使这些肌肉变弱可以改善皱纹问题。如表10.3所示，可用肉毒毒素对皱眉肌和降眉间肌进行不同的处理。体积较小的HA产品〔乔雅登（Juvederm Ultra）、瑞蓝（Restylane）〕或稀释脂肪注射在真皮中部已经取得了成功。在大多数患者中，HA的体积通常小于0.25mL，但可以变化为0.5mL。文献报道了数例因注射HA致视网膜动脉逆行栓塞导致失明的病例。浅表连续钝针穿刺，用1%利多卡因（4:1）稀释填充物（HA或自体脂肪），矫正垂直皱纹，可避免不可逆并发症。永久性填充物可致皮肤坏死，在此区域应慎用。

前额和太阳穴

额肌可以用比以前建议的更少剂量的肉毒毒素来治疗，以避免发生上睑下垂。为预防上睑下垂，肉毒毒素可安全使用于眼眶边缘上方1cm以内。颞部凹陷可以用填充物矫正，填充物应紧靠颞浅筋膜，深至可见血管，容易造成损伤。另外，自体脂肪移植可以多次修饰矫正。矫正颞区凹陷可以改善外侧眉下垂。

眉毛

侧眉抬高已成为一种强有力的综合疗法。与单独使用任何一种产品相比，在眶上缘注射填充的战略性化学去神经化将延长填充剂的寿命。对眼轮匝肌外侧部分进行肉毒毒素治疗，可矫正眉不对称或眉外侧下垂。说明书适应证外使用，将中分子到大分子填充剂乔雅登（Juvederm Ultra，Juvederm Ultra Plus）和玻利朗（Perlane）注射到眉尾改善眉形。使用连续穿刺技术在表层注射非永久性填充剂，而使用线性穿刺技术在深层注射更持久的填充剂［瑞德喜（Radiesse）、塑然雅（Sculptra）、自体脂肪（Autologous fat）］。

鱼尾纹

用肉毒毒素治疗眼轮匝肌外侧。治疗后此部位可与眉高重叠。对静态鱼尾纹可以联合填充剂如瑞蓝（Restylane）或乔雅登（Juvederm Ultra）来治疗、修饰、淡化。

鼻背

鼻肌注射肉毒毒素和填充物来改善"鼻背纹"，特别是在亚洲文化中，喜欢注射填充剂修饰鼻背。必须小心贴骨膜注射，我们更喜欢使用钝针来注射。

泪槽沟

在泪槽沟区域几乎不需要使用肉毒毒素，除非有内侧眼轮匝肌肌肉过度活跃，导致中隔脂肪突出。低剂量的肉毒毒素注射是必要的。然而，在扇形退行法中，注射瑞蓝（Restylane）可以用来实现下眼睑与脸颊之间的平滑过渡。为了避免发生栓塞，注射应深入眼轮匝肌或直接在骨膜上使用钝针注射。

鼻唇沟

使用乔雅登（Juvederm Voluma）进行面颊再造可以充分解决轻微的鼻唇沟问题。在乔雅登（Juvederm Voluma）的研究中，32%的患者通过单独颊注射鼻唇沟得到显著改善。颊部容积的恢复应先于鼻唇沟治疗。乔雅登（Juvederm Ultra/Juvederm Ultra Plus）使用任何一种注射技术注射都可以减轻鼻唇沟的严重程度。对于Ⅳ～Ⅵ型皮肤的患者，鼻唇沟最好采用深层线形穿刺注射；对于Ⅰ～Ⅲ型皮肤的患者，最好采用线形穿刺和/或连续穿刺方法注射。对于顽固性鼻唇沟皱褶，可考虑使用少量的肉毒毒素，经精确定位后注入颧肌。

木偶纹

降口角肌可用几个单位的肉毒毒素浸润放松。根据木偶纹的等级，选择中分子、大分子的填充材料。更大粒径的填充材料用于更深的纹理。

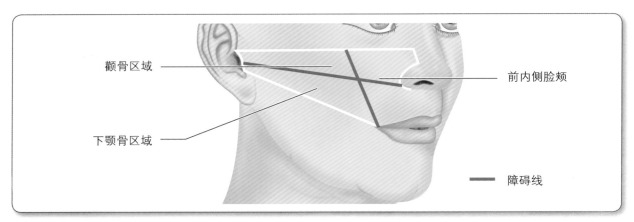

颧骨区域

下颚骨区域

前内侧脸颊

—— 障碍线

图 10.5　障碍线

丰苹果肌

乔雅登（Juvederm Voluma）在骨上膜平面注射。可以使用任何一种注射技术。采用连续穿刺技术时，根据障碍线（图10.5）选择3个注射部位：眶下孔外侧、颧体外侧、颧弓外侧。大多医生首选27G 1.5in（1in=2.54cm）钝针进行注射。皮肤局部应用利多卡因麻醉，用25G针头穿刺破口后插入钝针，轻柔缓慢进针至颧骨上平面，应避免过度使用暴力。有效回抽尽量预防注射到血管内引起栓塞。根据容量损失的严重程度，注射乔雅登（Juvederm Voluma）1~2支/侧进行容量恢复。

颏唇褶

将几个单位的肉毒毒素注射到颏肌中来治疗颏唇褶。联合较大分子的填充剂可修饰柔化真皮深部或真皮下平面的凹陷。

联合应用

任何注射技术都可以用来联合应用。根据凹陷的严重程度，作者倾向于使用中分子、大分子填充剂的线形螺纹技术，或填充物注射前2周用肉毒毒素放松降口角肌。

丰唇/露龈笑

在非裔美国人患者中，上唇占总唇容积的一半；而在许多白人患者中，上唇占总唇容积的1/3。对于露龈笑，在提上唇肌注射几个单位的肉毒毒素就可矫正。在口周注射肉毒毒素时必须谨慎，过量注射会导致语言功能障碍和嘴唇延长。唇线可以用钝针以线性的方式填充。自体脂肪或中分子的填充物〔瑞蓝（Restylane）、乔雅登（Juvederm Ultra）、贝洛特罗（Belotero）〕用于扩大唇红边缘，以获得更丰满的嘴唇。当注入正确的平面时，很容易看到束状。唇部垂直皱纹用小分子填充物表浅连续注射修饰，常以1%利多卡因稀释。

手部

手背脂肪萎缩和弹性丧失可通过多种真皮填充物来矫正。中分子、大分子填充剂是常用的，最常见的有瑞蓝（Restylane）、乔雅登（Juvederm Ultra Plus）和瑞德喜（Radiesse）。由于手部需要进行精细运动，不要进行化学去神经化处理。

注射技术

合理的注射技术是实现面部自然年轻化的关键。注射技术的改进取决于面部接受治疗的区域。保持注射深度一致是主要目标。在真皮中部注射，深入真皮−表皮交界处，可以减少真皮与表皮分离，减少局部炎症，从而减少色素沉着。对于肤色较深的患者（Fitzpatrick皮肤类型中Ⅳ～Ⅵ型），应注意尽量减少皮肤进针穿刺的次数，并在真皮深处注射，以尽量减少副反应，提高疗效。

在注射之前，治疗床调节好位置和高度，以便于操作。患者取半坐位45°～60°。注射室光线要好，要有良好的自然光线或补充照明，以便在不同区域逐步处理时实现最佳可视化。在注射前20～30min，用酒精棉签清洁患者的面部，并敷局部麻药膏（5%利多卡因软膏）。然后用纱布除去局部麻醉膏，然后用碘伏消毒皮肤。先开口针全层穿刺破皮，然后25G钝针插入穿刺部位，可以用放大镜开阔术野利于精细化操作，并且使用4种技术的组合注射真皮填充物以获得期望的结果。根据患者的需要选择和使用注射技术（图10.6）。线形、串形、扇形、交叉注射均可个性化应用，达到理想的美观效果。

然后联合注射肉毒毒素松解靶目标表情肌。肉毒毒素是粉剂，使用时根据需要抽取1～6mL的生理盐水稀释配置。在少数研究所，研究者倾向于将浓缩的肉毒毒素和Incobotulinum Toxin分别用0.5mL和1.0mL的生理盐水分别在50U/瓶或100U/瓶中进行稀释，将300U的A型肉毒毒素用3.0mL的生理盐水进行稀释。对眉间皱纹注射时，用非优势手捏住眉毛和眉间肌群注射，疼痛感相对较轻（图10.7）。对于眼轮匝肌（鱼尾纹），在注射前将外侧皮肤拉伸并放松。降口角肌和上皱眉肌的动作类似。对于上唇（口轮匝肌），沿着唇白缘上与人中脊外侧平行几毫米，应少量谨慎注射。

术后护理

术后，立即用生理盐水或红霉素软膏擦除碘伏溶液，并给予一个凉爽的凝胶垫冷敷。指导患者将凝胶垫放置在治疗区域约20min，以确保治疗后舒适。患者被告知24h内不要进行任何剧烈运动或长时间弯腰（如做瑜伽）。

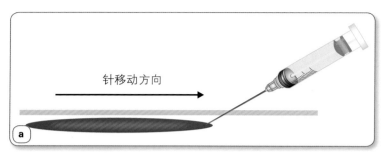

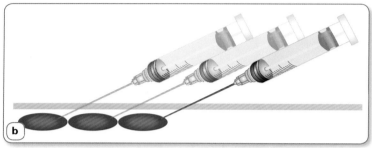

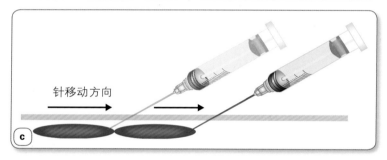

图 **10.6** 注射技术。当注射针向右移动时，注射产品在其尾迹处（左侧）的沉积。（a）线形。（b、c）串形。（d）扇形。（e）交叉

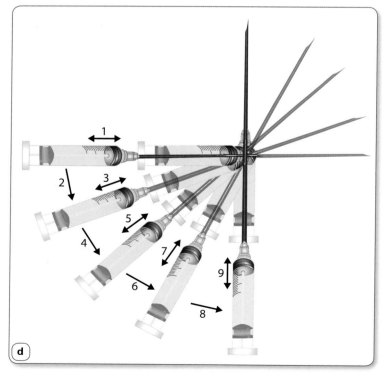

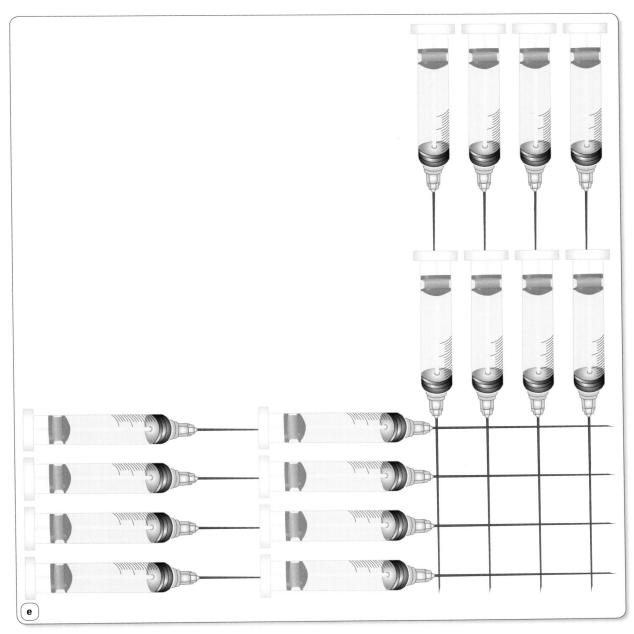

图 10.6（续）

美的协调统一

将美容概念连续性融合在一起，以协同方式使用多种方法来实现年轻和自然的美学效果，美的协调统一是多元化的，专注于融合手术和非手术选择的原则。在自然面部年轻化的战略方法中，必须评估3个变量：

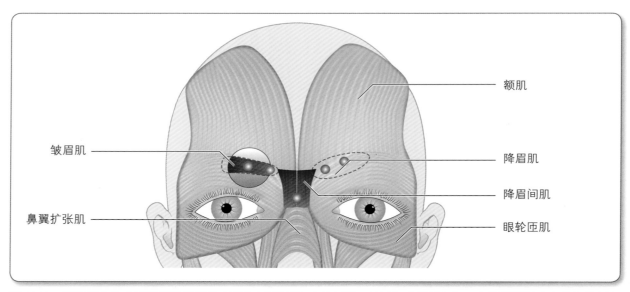

图 10.7   眉间复合体肉毒毒素注射部位（蓝色）（降眉肌改皱眉肌，皱眉肌改降眉间肌，鼻翼扩张肌改鼻背肌横部）

（1）面部松弛下垂程度。

（2）面部脂肪室萎缩程度。

（3）环境或遗传因素引起的皮肤变化程度：皱纹、弹性丧失及角化等。

为了影响另一个变量的变化而对其中一个变量进行过度矫正，将导致不自然的变化和不希望出现的外观。

美的协调统一的核心原则是在一定的时间点上，除了增强审美外，还能影响衰老的速度。采用联合微创、无创技术进行综合分析和干预是对传统侵入性手术方法的一种微创思维转变。美观维护中熟练使用各种微创、无创治疗手段，恢复时间短，减少手术风险，可获得理想的自然面部年轻化。

有色皮肤相较白种人皮肤具有更多的皮脂腺且质地更厚。因此，为了达到最好的效果，必须向深层注入额外的产品。男性的皮肤比女性厚，需要更大的体积才能达到理想的美容效果。

填充物的选择是根据患者的具体情况评估的。软组织缺失＞3mL，我们更喜欢用自体脂肪移植来填充容量缺失。在脂肪移植3个月后，可以在表浅或深层注射HA填充材料进一步修饰改善。大分子/高G'填充材料［玻利朗（Perlane）、乔雅登（Juvederm Ultra Plus）、乔雅登（Juvederm Voluma）］用于深层容积修复。小分子、中分子/低G'填充剂［乔雅登（Juvederm）、瑞蓝（Restylane）、贝洛特罗（Belotero）］更适合用于细纹/皱纹、轮廓塑形等。在泪沟中使用瑞蓝（Restylane）或稀释脂肪。乔雅登（Juvederm Voluma）用于颊体修复。钝针可用于大多数适应证，以减少淤青、栓塞和进针点的数量。对于精细的浅表皱纹，可以用1%的利多卡因0.3～0.5mL稀释1mL的填充物，使HA浓度降低，在不产生丁达尔效应的情况下进行浅表注射。

在一项研究中，几个患者接受了一种新的3步治疗方案，包括放松肌肉组织、扩大容量、填充细而深的皱纹。第1步，注射BTX-A。第2步，大约1个月后，将瑞德喜（Radiesse）用于重塑脸颊、鼻唇沟（NLF）和木偶纹等区域。第3步，2~4周后，使用贝洛特罗（Belotero）玻尿酸进行填充。

利用填充剂和肉毒毒素重塑来修饰骨吸收或先天发育不良的轮廓和软组织容积缺失，是侵入性正颌手术的替代方法。图10.8所示的案例患者有颌骨后缩畸形和颏肌紧张，采用乔雅登（Juvederm Ultra Plus）骨膜上注射丰下颌联合A型肉毒毒素放松颏肌。

并发症

过敏反应、感染和血肿、不对称、肉芽肿、迁移和挤压是可能出现的并发症。肿块和不规则也是可能出现的并发症。长期水肿、淤青、色素沉着、色素减退、瘙痒、灼烧感和压痛感是可能出现的并发症，通常在治疗后几天内就会消失。发生立即发白或尖锐剧烈疼痛，提示可能即将发生栓塞。产生丁达尔效应（湖蓝色）或HA注射效果不自然早期可及时使用透明质酸酶溶解。即将发生皮肤坏死时，应立即用热敷、硝酸甘油、肾上腺素、透明质酸酶和肝素来处理，以逆转/减少其影响。据研究报道，视网膜动脉血管内注射和逆行栓塞可导致失明。这是永久性损伤，建议立即去眼科诊室求诊。

肉毒毒素扩散引起的肌肉无力往往是一种以技术为基础的并发症。眉毛下垂、眉梢上飞、上眼睑下垂、下眼睑外翻、言语功能障碍、不对称等为肉毒毒素注射并发症。在上述结果中，只有上眼睑下垂可以用α激动剂滴眼液治疗，如用阿普拉克隆定来刺激米勒肌收缩。其他的肉毒毒素不良反应通常会在2~12周内消失。

结论

面部年轻化已经从二维增加到三维的体积恢复和重塑，结合肉毒毒素和真皮填充，以延长一个年轻和自然的美容效果。使用不同的治疗方式来改善整体外观，达到年轻自然的外观是当今面部美学的追求目标。联合治疗可有效地用于治疗面部各个区域。长期维护保养延迟了侵入性手术的需求，并且在侵入性手术之前优化了功能。了解填充材料的特性并注射填充改善软组织萎缩缺失、上睑下垂和骨吸收区域的多层次增容使联合治疗成为一种可靠且安全的面部治疗方法。美的协调统一的核心原则是以一种多元文化和多代人的方式处理衰老的迹象，以保持一个自然的、年轻的美学外观，而不是"过度"或"矫枉过正"。联合堆叠技术和其他模式，如医疗设备激光、超声、射频等，将提高美容产品的寿命，使美容医生可以取得更佳的审美效果。

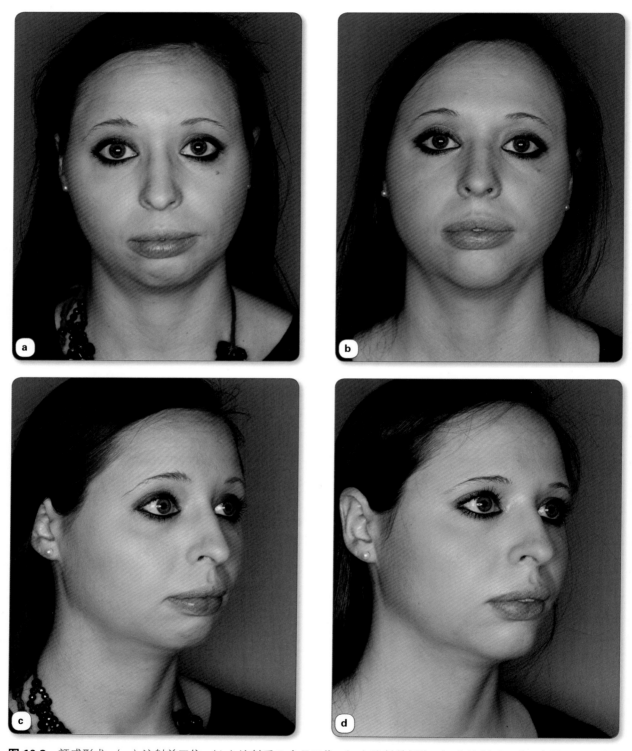

图 10.8　颏成形术。（a）注射前正位。（b）注射后 3 个月正位。（c）注射前侧位。（d）注射后 3 个月侧位

参考文献

[1] Carruthers J, Carruthers A (eds). Soft tissue augmentation, 3rd edition. Philadelphia: Elsevier Saunders, 2013.

[2] Odunze M, Cohn A, Few JW. Restylane and people of color. Plastic Reconstr Surg 2007; 120:2011–2016.

[3] Pavicic T, Few JW, Huber-Vorlander J. A novel, multistep, combination facial rejuvenation procedure and treatment of the whole face with incobotulinum toxin A and two dermal fillers – calcium hydroxlapatite and a monophasic, polydensified hyaluronic acid. J Drugs Dermatol 2013; 12:978–984.

[4] Carruthers, Cohen JL, Cox SE, A, et al. Facial aesthetics: achieving the natural, relaxed look. J Cosmet Laser Ther 2007; 9:6–10.

[5] Carruthers J, Carruthers A. A prospective randomized parallel group study analyzing the effect of Botox and nonanimal sourced hyaluronic acid (Restylane) in combination with NASHA alone in severe glabellar rhytides in adult female subjects: treatment of severe glabellar rhytides with hyaluronic acid derivative compared with the derivative and Botox. Dermatol Surg 2003; 29:802–809.

[6] Carruthers A, Carruthers J, Monheit GD, et al. Multicenter, randomized, parallel-group study of the safety and effectiveness of onabotulinum toxin A and hyaluronic acid dermal fillers (24 mg/ml smooth, cohesive gel) alone and in combination for lower facial rejuvenation. Dermatol Surg 2010; 36:2121–2134.

[7] Custis T, Beynet D, Carranza D et al. Comparison of treatment of melomental fold rhytides with cross-linked hyaluronic acid combined with onabotulinumtoxin A and cross-linked hyaluronic acid alone. Dermatol Surg 2010; 36: 1852–1858.

[8] Klein AW, Fagien S. Hyaluronic acid fillers and botulinum toxin A: rationale for their individual and combined use for injectable facial rejuvenation. Plast Reconstr Surg 2007; 120:81S.

[9] Carruthers A, Carruthers J (eds). Botulinum toxin, 3rd edition. Philadelphia: Elsevier Saunders,2013.

[10] Neligan P, Warren RJ. Plastic Surgery, Volume 2, 3rd Ed. New York: Elsevier Health Sciences, 2012 p32.

[11] Kwan D, Few JL. Perioral area. In: Marsh, JL, Perlyn, CA. Decision Making in Plastic Surgery. Boca Raton, FL: CRC Press 2010: 280-81.

[12] Lezzari S, Agostini T, Figus M, et al. Blindness following cosmetic injections of the face. Plast Reconstr Surg 2012; 129:995–1012.

[13] Marsh JL, Kwan D, Few JW. In: Marsh J, Perlyn C. Decision making in plastic surgery. Boca Raton, FL: CRC Press, 2010: 280–281.

[14] Few JW. Continuum of beauty: blending of surgical and nonsurgical cosmetic medicine. Treat Strateg Dermatol 2012; 2:29–31.

[15] Lambros V. A Technique for filling the temples with highly diluted hyaluronic acid: the 'dilution solution.' Aesthetic Surg J 2011; 31:89–94.

[16] Carruthers, Jean DA, Glogau RG, et al. Advances in facial rejuvenation: botulinum toxin type A, hyaluronic acid dermal fillers, and combination therapies – consensus recommendations. Plast Reconstr Surg 2008; 121:5S–30S.

[17] Jones D, Murphy DK. Volumizing hyaluronic acid filler for midface volume deficit: 2-year results from a pivotal single-blind randomized controlled study. Dermatol Surg 2013: 39:1602–1612.

第 11 章

肉毒毒素的外用制剂

Timothy Corcoran Flynn

引言

利用A型肉毒毒素（BTX-A）改善面部美容已经彻底改变了抗衰老的治疗方法。在2012年和2013年，美国皮肤外科学会（American Society for Dermatology Surgery）统计BTX-A治疗是排名第二的美容技术。仅2013年，美国皮肤外科学会成员就进行了180多万例BTX-A治疗，自2012年以来增长了20%。BTX-A治疗因其疗效和安全性而在世界范围内快速推广流行。肉毒毒素还可用于多汗症和出汗过多的治疗，现已证明其还可改善抑郁症患者的症状。Collins和Nasir指出，许多消费者惧怕注射的疼痛，他们更喜欢一种与注射肉毒毒素具有相同疗效的无痛性非注射的替代品。他们指出，在美国，有1100万消费者接受过肉毒毒素抗衰老治疗，占总人口比例不到10%。此外，在身体的某些区域，如老化的颈部或眶周区域，安全、精确、有效、小剂量的BTX-A注射是减少或避免注射并发症的法宝。患者害怕注射疼痛和注射部位的发红和肿胀，许多人担心会出现淤青。患有多汗症（或过度出汗）的患者对局部注射BTX-A产生的疼痛比较惧怕，需要25～40次针刺注射才能有效治疗受影响的区域。

正在研发的产品

目前人们正在研发3种局部肉毒毒素产品。由于这些产品处于临床研发的不同阶段，因此目前市场上没有这些产品可用。这些公司及其产品将单独讨论。

Revance 公司正在研发一种局部使用的BTX-A。产品RT001含有纯化的150kDa A型肉毒毒素分子，该分子与肽吸收促进剂和促透皮剂泊洛沙姆（Poloxamery）稀释相结合，与皮肤接触时可形成凝胶。Revance公司的肽可自行组装，离子可经皮肤传输肉毒毒素，该肽由35个L-氨基酸组成，并按质量计算给药。有2份已发表的研究报告记录了使用RT001单独使用泊洛沙姆的稀释液作为对照，在静止状态下对鱼尾纹的改善情况（图11.1）。为了评估静态时对皱纹的功效，Revance公司开发了自己的鱼尾纹严重程度评估量表。他们表示，"在静态时评估鱼尾纹严重程度是确定鱼尾纹治疗效果的最可靠依据。"

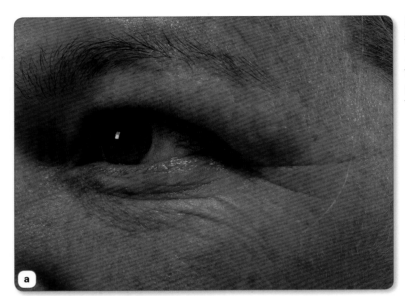

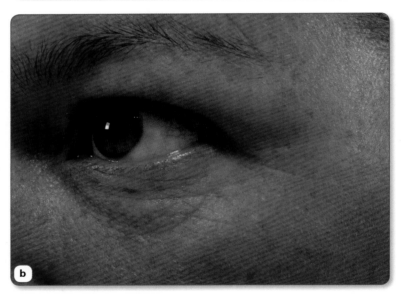

图11.1 使用 Revance 公司的外用肉毒毒素产品 RT001 治疗鱼尾纹静态时的照片。（a）治疗前。（b）治疗 4 周后（with the Revance topical botulinum toxin product RT001.Courtesy of Revance Therapeutics, Newark, CA, USA）

在Brandt等的一项研究中，招募了36名患者，研究人员将RT001或无效对照剂应用于鱼尾纹区，并用非黏合性敷料封包30min后清除凝胶，4周后再次治疗受试者。对患者在第2周、第4周、第6周和第8周进行随访。在第8周，50%的RT001治疗的鱼尾纹区域相对于基线表现出2分或更多的改善，而无效对照剂组没有改善（P＜0.0001）。此外，95%经RT001处理的鱼尾纹区表现出相对于治疗前有所改善，而无效对照剂组为15%（P＜0.0001）。本报道中的安全性表明，10%的RT001和17%的无效对照剂受试者有不良反应，大家认为与治疗本身无关。

Glogau等的第2项研究是一项随机、双盲、无效对照剂对照研究，使用RT001对90名受试者进行了研究，该研究使用RT001改善中度至重度鱼尾纹。研究人员对受试者进行了5分制评分。患者用5

分制来评估自己，主要疗效结果是研究人员的评分和患者在静态时的自我评估评分的综合。治疗4周后，如果受试者在研究者评估和患者评估中面部两侧出现2分或2分以上的改善，则被归类为应答者。对患者再次（根据他们的质量计算）给药，每个鱼尾纹区域最多0.5mL，方法是将产品按摩揉入皮肤，并用无黏性敷料封包30min后清洁凝胶，对主要效果和所有次要效果的结果具有统计学意义，并显示44%接受RT001治疗的受试者获得了2分或更大的改善，而无效对照剂组受试者均未被归类为应答者（$P<0.0001$）。根据研究者的评估，接受RT001的受试者有89%得到1分改善，而无效对照剂组的受试者有28%的改善（$P<0.0001$）。在接受RT001的受试者和接受无效对照剂的受试者中，仅58%的受试者被研究者评估，观察到大于2分的改善（$P<0.0001$）。当患者评估他们的治疗时，64%的患者报告提高了1分以上，而接受无效对照剂的患者为14%（$P<0.0001$），44%的患者报告提高了2分以上，而接受无效对照剂的患者为2.3%（$P<0.0001$）。在副作用方面，在研究过程中，只有1名无效对照剂组的受试者在应用部位出现红斑。在其余评估中，受试者均未出现水肿、鳞屑、皲裂、结痂、水疱、灼烧或瘙痒等症状。有一些轻微的眼部红斑现象，这通常发生在季节性过敏的受试者中，所有不良反应都是发生在治疗前。眼轮匝肌以外未见肌无力迹象。这2项研究中都没有提到在动态鱼尾纹收缩时的治疗观察结果。

Glogau报道了RT001在原发性腋窝多汗症中的应用。在2007年的这项研究中，200U的BTX-A乳膏被局部使用于腋窝。研究人员发现，在使用微量碘淀粉测试进行评估时，受试者的出汗活动减少了65%，而在4周后进行研究时，无效对照剂组受试者的出汗活动减少了25%。未发现系统性不良事件。部分受试者出现毛囊炎、湿疹、触痛和红斑等现象。

在Zhu等的一项对老鼠的研究中，研究者描述了Revance公司的产品如何改善大鼠模型中的过敏性鼻炎。该研究正在对该适应证的临床工作进行跟进。

近年来，Transdermal公司基于他们的仿生纳米颗粒技术（他们称之为"In Par T"），推出了一款BTX-A乳膏。"这种经皮给药方法据说可以在不变性的情况下保持分子的生物活性"。他们的乳膏名为"CosmeTox"，旨在淡化面部皱纹，减少出汗。他们的产品使用纳米球和吸收促进剂。

据研究报道，Transdermal公司通过观察小鼠肌肉瘫痪的情况，测试了他们的BTX-A乳膏治疗与BTX-A注射治疗相比的效果。他们将BTX-A注射到老鼠后腿的肌肉中，并在用相同剂量的"CosmeTox"乳膏治疗相同的区域时，观察到类似的临床反应。他们还发表了一项关于"CosmeTox"乳膏治疗面部皱纹功效的研究结果。40名没有BTX-A治疗史的受试者被随机分入使用"CosmeTox"乳膏的治疗组和使用无效对照剂的无效对照剂组。该研究包括4～7周的治疗和12周的随访。活性成分含有2U/mL的A型肉毒毒素，而无效对照剂组"载体"不含BTX。在4～7周内，受试者每晚都需在面部、下颌和颈部区域接受治疗。"他们在年龄自我认知问卷中通过面部皱纹结果进行评估"。面部皱纹在研究期间有所改善。大多数受试者很难再准确地认知到别人的年龄。在第4周，85%的研究对象认为他们的皱纹至少改善了75%。无效对照剂组的外观没有明显变化。

Transdermal公司也研究了"CosmeTox"乳膏对多汗症的作用。20名受试者接受了治疗。他们第1次就诊治疗结束（1mL，含3U的"CosmeTox"乳膏），并带药回家，用于家庭治疗，每天1次。受试者在3天后返回诊所接受碘淀粉测试评估出汗情况，结果显示，腋窝出汗仅在3次应用后就减少或停止。手掌和足底的出汗在5次应用后减少了80%～90%，并且在4个月的随访中保持了90%的改善。他们的网站报道了他们的产品对手掌和足底多汗症的研究，经过12周的治疗，改善了79%。

　　Anterios公司是一家私营制药公司，研发局部外用及注射型肉毒毒素产品。他们的配方产品由辅料而不是肽制成。这项技术能够在皮肤上输送大、小分子。Anterios公司拥有自己专利的注射用A型肉毒毒素，并对其外用产品Ant-1207进行了研究。他们的外用BTX是一种即用型乳液，需要5～10min的按摩才能完全渗透到皮肤中（图11.2）。正在开发3种Ant-1207适应证：多汗症、皱纹和

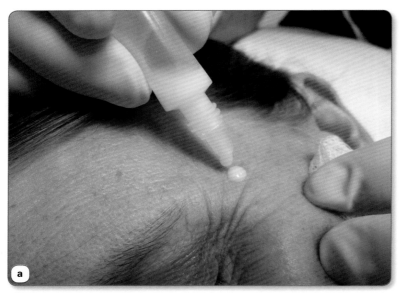

图11.2　Anterios 公司的局部肉毒毒素膏 Ant-1207 的应用。（a）局部涂抹产品。（b）轻轻地按摩皮肤，直到完全吸收

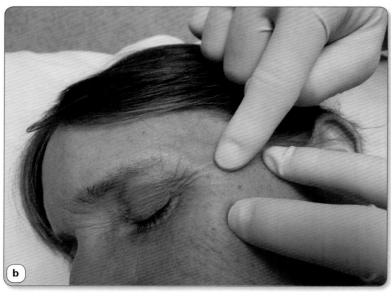

痤疮。到目前为止，Anterios公司正进行2b期临床试验，超过500名受试者参加了在美国进行的对照临床试验。到目前为止，研究结果显示，该药物安全性良好，没有靶外不良反应（源自Anterios公司，2014年未公布的数据）。这种效果与注射BTX治疗多汗症和皱纹的效果相当，在动态表情下眼轮匝肌完全收缩时，眼底皱纹有改善（图11.3）。

Anterios公司产品也被用于改善痤疮，其作用机制是减少皮脂的产生。脂质细胞受到乙酰胆碱的刺激，抑制乙酰胆碱的释放会减少皮脂的产生。这是一个很有前途的治疗领域。其他研究人员的4项临床研究表明，经皮内注射BTX后，面部皮脂减少。一项双盲剂量递增研究检测了Ant-1207对面部痤疮的影响，显示出剂量反应和明确的治疗信号，表明Ant-1207有改善痤疮病变的潜力。不管是局

图 11.3 单次使用 Anterios 公司的 Ant–1207。（a）治疗前。（b）治疗后4周（Pictures are taken at subject's full smile. Courtesy of Anterios Inc, New York, NY, USA）

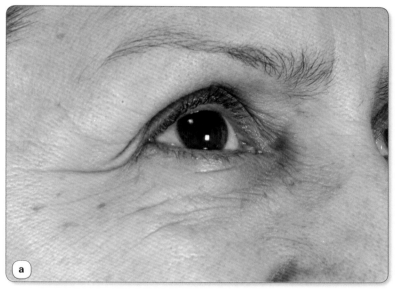

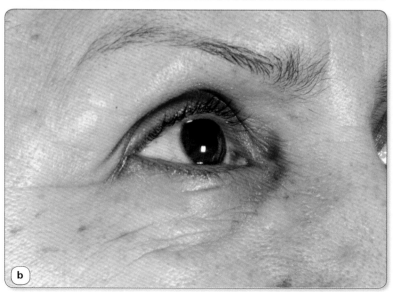

部透皮给药还是注射给药，Anterios公司都拥有肉毒毒素治疗痤疮的产品专利。

结论

　　局部BTX外用制剂在化妆品和临床皮肤病学中具有很大的应用前景。试验表明，局部BTX外用制剂治疗后多汗症和面部皱纹有所改善。应用局部BTX外用制剂治疗，不需要针头且没有疼痛，没有明显不良反应，为许多寻求用肉毒毒素治疗的患者打开了一扇窗。作者希望许多以前没有接受过肉毒毒素治疗的患者会对局部BTX外用制剂的效果感到满意，并可以继续寻求其他美容改善，如应用软组织填充剂或激光、光源设备。此外，局部BTX外用制剂治疗痤疮的可能性也令人兴奋。

参考文献

[1] Collins A, Nasir A. Topical botulinum toxin. J Clinical Aesthetic Dermatol 2010; 3:35–39.

[2] Waugh JM, Lee J, Dake MD, et al. Nonclinical and clinical experiences with CPP-based self-assembling peptide systems in topical drug development. In: Ulo Langel (Ed.), Cell-penetrating peptides: methods and protocols, methods in molecular biology. New York, NY: Springer, LLC, 2011:553–572.

[3] Brandt F, O'Connell C, Cazzaniga A, et al. Efficacy and safety evaluation of a novel botulinum toxin topical gel for the treatment of moderate to severe lateral canthal lines. Derm Surg 2010; 36:2111–2118.

[4] Glogau R, Blitzer A, Brandt F, et al. Results of a randomized, double blind, placebo-controlled study to evaluate the efficacy and safety of a botulinum toxin type A topical gel for the treatment of moderate-to-severe lateral canthal lines. J Drugs in Dermatol 2012; 11:38–45.

[5] Glogau R. Topically applied botulinum toxin type A for the treatment of primary axillary hyperhidrosis: results of a randomized, blinded, vehicle-controlled study. Dermatol Surg 2007; 33:S76–S80.

[6] Zhu Z, Stone HF, Thach TQD, et al. A novel botulinum neurotoxin topical gel: Treatment of allergic rhinitis in rats and comparative safety profile. Am J Rhinol Allergy 2012; 26:450–454.

[7] Chajchir I, Modi P, Chajchir A. Novel topical BoNTA (CosmeTox, Toxin Type A) cream used to treat hyperfunctional wrinkles of the face, mouth, and neck. Aesthetic Plast Surg 2008; 32:715–722.

[8] Min P, Xi W, Grassetti L, et al. Sebum production alteration after toxin type A injections for the treatment of forehead rhytides: a prospective randomized double-blind dose-comparative clinical investigation. Aesthet Surg J 2015; 35:600-610.

[9] Li ZJ, Park SB, Sohn KC, et al. Regulation of lipid production by acetylcholine signalling in human sebaceous glands. J Dermatol Sci 2013; 72:116-122.

[10] Rose AE, Goldberg DJ. Safety and efficacy of intradermal injection of botulinum toxin for the treatment of oily skin. Dermatol Surg 2013; 39:443-448.

[11] Shah AR. Use of intradermal botulinum toxin to reduce sebum production and facial pore size. J Drugs Dermatol 2008; 7:847-850.